商务部审定家政培训教材

母婴护理员

商务部审定家政培训教材编辑委员会　编著

中国商务出版社
CHINA COMMERCE AND TRADE PRESS

图书在版编目（CIP）数据

母婴护理员 / 商务部审定家政培训教材编辑委员会编著.
-- 北京：中国商务出版社，2020.1（2021.6重印）
商务部审定家政培训教材
ISBN 978-7-5103-3247-0

Ⅰ.①母… Ⅱ.①商… Ⅲ.①产褥期—护理—技术培训—教材 ②新生儿—护理—技术培训—教材　Ⅳ.①R714.61　②R174

中国版本图书馆CIP数据核字（2020）第013079号

母婴护理员

商务部审定家政培训教材编辑委员会　编著

出　　版：中国商务出版社有限公司
地　　址：北京市东城区安定门外大街东后巷28号　　　　邮编：100710
责任部门：创新运营事业部（010-64515145　LYJ@cctpress.com）
总 策 划：谭　宁
责任编辑：张永生
助理编辑：李焕华　刘玉洁
总 发 行：中国商务出版社有限公司发行部（010-64266193　64515150）
网　　址：http://www.cctpress.com
邮　　箱：cctp@cctpress.com
排　　版：北京宝蕾元科技发展有限责任公司
印　　刷：北京长宁印刷有限公司天津分公司
开　　本：787mm×1092mm　1/16
印　　张：13　　　　　　　　　　字　　数：158千字
版　　次：2020年1月第1版　　　　印　　次：2021年6月第2次印刷
书　　号：ISBN 978-7-5103-3247-0
定　　价：46.80元

编辑委员会

编写人员

前　言

习近平总书记指出，家政服务是朝阳产业，既满足农村进城务工人员的就业需求，也满足城市家庭育儿养老的现实需求，大有可为。要把这个互利共赢的工作做实做好，办成爱心工程。

商务部深入贯彻落实习近平总书记重要指示精神，大力推进家政服务业规范发展和从业人员能力素养提升，推动家政服务业提质扩容，为决胜全面建成小康社会贡献力量。同时，商务部切实履行脱贫攻坚政治责任，会同国家发展改革委、财政部、国务院扶贫办、全国妇联开展"百城万村"家政扶贫，建设家政扶贫基地，深化家政服务企业与贫困县合作，支持更多贫困人口从事家政等服务，实现稳定脱贫。

为夯实家政培训基础，提高家政服务培训水平，2013年，商务部服务贸易和商贸服务业司委托中国商务出版社编写出版了《家政服务入门》等4册"商务部指定家政服务培训教材"。上市后深受读者欢迎，并被收录到"2013—2014年农家书屋重点出版物推荐目录"。

2019年6月，国务院办公厅印发《关于促进家政服务业提质扩容的意见》，要求商务部等部门开展家政培训和服务全国家政职业技能提升行动，确保到2020年底前累计培训超过500万人次。由于2013年版家政培训教材已不能很好地适应当今需求，商务部服务贸易和商贸服务业司、中国商务出版社共同牵头对教材进行了修订增补，并组织专家进行审定，推出"商务部审定家政培训教材"。

　　这次修订致力于打造全国适用家政服务培训标准教材。"商务部审定家政培训教材"共 9 本，包括《家政服务入门》《家庭保洁员》《母婴护理员》《育婴员》《养老护理员》，以及《家庭保洁技能手册》《母婴护理技能手册》《育婴护理技能手册》《养老护理技能手册》。教材内容根据国家最新职业技能标准编撰，同时参考国内优秀家政服务企业操作实践规范，并纳入家政服务发展的新技术、新要求、新趋势，是当前体系较完善、内容较全面的权威实用家政服务培训教材。

　　本套教材贯彻落实《国家职业教育改革实施方案》精神，坚持产教融合、校企双元开发。根据教育部印发的《关于组织开展"十三五"职业教育国家规划教材建设工作的通知》规定，按照"1+X 证书制度"试点工作需要，强化行业指导、家政服务示范企业和职业院校共同编制。教材紧跟家政服务产业发展趋势和人才需求，通过典型、真实家政服务工作任务，将职业技能等级标准及要求有机融入教材内容，并通过互联网技术的运用，推进书证融通、课证融通。

　　真人演示教学是本套教材的另一重要特色。本套教材融准确简洁文字、关键操作图示和真人视频演示为一体。同时，组织龙头家政企业细致梳理家政服务中的常用和重要技能、容易出现的错误和经常面临的难题，通过真实"服务案例""家政小贴士""家博士答疑"等栏目，生动讲解家政服务职业定位、相关法律常识、职业素养，有温度、有深度地传授家政专业知识和技能。

　　本套教材为传授家政服务知识的初级读本，适用于企业培训、职业院校教学和家政服务员自学使用。通过学习，学员能够了解家政服务基本知识、掌握关键操作技能，满足上岗要求。特别是作为商务部家政扶贫基地和"百城万村"家政扶贫建设的配套学习教材，更能帮助农村（尤其是贫困地区）适龄劳动力进城从事家政服务行业，带动脱贫致富。

　　《母婴护理员》是根据国家最新职业技能标准，在充分吸收 2013 年版《家庭生活照料》母婴护理内容精华的基础上编撰而成。本书详细介绍了母婴护理员应具备的职业能力、道德水平和职业素养，全面、系统地传授了照护产妇和婴儿的理论知识和基本技能。本书还选择了母婴照护中的一些常用、实用技能进行了视频拍摄，以更直观地传授养护知识，提升学习的趣味性、深入性。《母婴护理员》与本套教材中的《育婴员》均涉及婴儿护理，因此，在这方面的内容有所重复。又因教材出自不同作者，重复内容的展现上也略有差别，但都在国家和相关标准要求之内。如能延伸配套学习《母婴护理技能手册》《育婴员》《育婴护理技能手册》，更能养育出健康聪明的宝宝。

　　本书大纲由总主编商务部国际贸易经济合作研究院服务贸易所副所长、研究员俞华拟定，并吸收主编济南阳光大姐服务有限责任公司董事长卓长立的修改意见确定。第一章由济南阳光大姐服务有限责任公司刘丽君、郭青青撰稿，第二、三章由内蒙古兴安家政职业培训学校李冬梅、田国玉、李珊珊撰稿，第四、五、六章由济南阳光大姐服务有限责任公司高玉芝、初黎华、李凯、周兰琴、李燕撰稿。济南阳光大姐服务有限责任公司、内蒙古兴安家政职业培训学校负责视频、图片拍摄，王大勇、时召萍对本书的图片、视频进行拍摄和后期制作。商务部国际贸易经济合作研究院研究生曹晴晴参与书稿审校。北京华智创视科技有限公司负责视频后期编辑、二维码与视频平台维护。

　　由于时间仓促，能力水平有限，本套教材难免存在问题和不足，敬请广大读者批评指正！

编　者

目　录

视频目录

第一章　母婴护理员职业认知

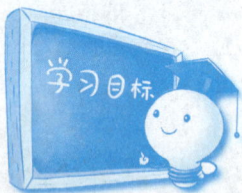

学习目标

（1）掌握母婴护理员职业道德及法律法规知识。

（2）掌握母婴护理员工作守则、行为规范。

（3）提高职业素养，树立爱岗敬业精神。

第一节　母婴护理员职业概况

母婴护理是用现代思想观念和科学方法对孕、产妇及婴儿进行生活照料、专业护理的一项专业技能，是适应我国社会发展需要而产生的一种新的职业，受到了党和国家的高度重视与关注。

习近平总书记对家政行业做出了重要指示，"家政服务大有可为，要坚持诚信为本，提高职业化水平，做到与人方便，自己方便"。牢记总书记嘱托，推动家政服务事业的健康发展，是每一个家政人肩负的责任。母婴护理是家政服务的一项重要内容，遵守职业道德、爱岗敬业、诚实守信、奉献爱心，是每个母婴护理人员都必须具备的素质。

一、职业定义

母婴护理员是为孕产妇、新生儿、婴儿提供生活照料、专业护理，并为婴幼儿提供早期教育服务的人员。

二、职业等级

依据国家职业技能标准《母婴护理员》（2019 版），将母婴护理员分为初级、中级和高级，其中初级为最低等级，高级为最高等级。

三、母婴护理员职业现状及发展前景

（一）母婴护理市场需求情况

我国的母婴护理业是个新兴产业，近几年发展速度非常快。母婴护理市场需求巨大，在我国大中城市已成为家庭生活的刚性需求。目前全国家政服务机构有近 66 万家。从发展趋势看，全国各地家庭服务业发展都呈上升趋势，而且女性从事母婴护理工作的积极性显著增高。据济南市统计，2016 年城市家庭"月嫂"订单量占整个新生儿出生家庭的 60% 以上，未来 10 年预计能达到 80% 以上。有人曾笑谈：以后不请"月嫂"都不敢生小孩了。母婴护理行业发展潜力巨大的表现为：

（1）有利于扩大就业容量。在我国经济增速减缓的情况下，母婴护理已成为吸纳就业，尤其是吸纳农村富余劳动力和城镇失业人员就业最重要领域和形式之一，对缓解就业压力具有不可替代的作用。

（2）有利于拉动和扩大消费。月子照护、婴儿看护教育等服务需求无处不在，关系千家万户，母婴护理已经成为家庭的刚性消费，其服务品种不断增加，服务领域不断扩展，能够创新和带动家庭消费。

（3）有利于推进城镇化进程。母婴护理行业是容纳人力与智力资源的重要产业载体，在推动农民转市民、消除城乡二元结构方面，能够发挥重要作用。

（4）有利于扶贫脱贫。母婴护理适合城镇失业人员、农村妇女就业，投入小、见效快，有利于转变人们就业观念，加快家政从业人员融入城市生活，实现脱贫增收。

母婴护理小贴士

　　母婴护理员职业等级在国家标准中有六个，其中金牌为最高等级，不同等级有不同的报酬。由于各地区经济发展水平、消费水平不同，一二线城市间在劳动报酬上，还存在着一定的差异。目前母婴护理员的报酬，完全是市场调节，不同地区的供需情况，也决定了劳动报酬的差异。

（二）母婴护理市场供给情况

　　母婴护理不同于服务领域其他产业，从业人员构成多元、文化程度低、流动性大，产业化规模小、管理和信息化水平低。具体表现为：

　　（1）母婴护理行业处于自行发展、分散发展状态。机制不活、创新能力不强，处于经济边缘和夹缝地带，缺乏产业化、社会化、市场化发展机制。

　　（2）母婴护理员作为家政服务员，社会定位不明确，社保体系与政策不健全。

　　（3）所需人才严重不足，专业人才数量极少。职业化管理人才、高层次的创业人才凤毛麟角。

　　（4）职业化、标准化程度低。从业者与管理者职业化程度低，缺少系统的培训和技能鉴定。缺少服务标准，标准化专业人才不足，现有标准推广力度不够。

　　（5）信息化水平低，缺少兼具管理、服务、管控一体的综合信息平台。

第二节　母婴护理员职业素养

　　从事母婴护理职业必须有较高的职业道德和品德修养。学习和掌握社会主义道德和职业道德的基本知识，对践行社会主义核心价值观，提高从业人员素质，增强其在职业活动中的竞争力具有重要意义。

一、母婴护理员职业道德

道德是指人与人之间行为原则和规范的总和，同时也指个人的道德行为、思想品质和修养境界。道德规范是靠思想教育、社会舆论、传统习惯和内心信念来维持的，渗透于生活的各个方面，既是人们应当遵守的行为准则，也是对人们思想和行为进行评价的标准。

职业道德是与人们的职业活动紧密联系的，符合职业特点所要求的道德准则、道德情操与道德品质的总和，是人们在从事职业活动过程中形成的一种内在的、非强制性的约束机制。母婴护理员职业道德，是社会道德在职业活动中的具体化，是从事母婴护理的从业人员在职业活动中的行为标准和要求，是本行业对社会所承担的道德责任和义务。

（一）职业道德的特点

（1）行业性。要鲜明地表达职业义务、职业责任以及职业行为上的道德准则。

（2）连续性。具有不断发展和世代延续的特征和一定的历史继承性。

（3）实用性及规范性。根据职业活动的具体要求，对人们在职业活动中的行为用条例、章程、守则、制度、公约等形式做出规定。

（二）职业道德的社会作用

母婴护理职业道德具有重要的社会作用，具体体现在：

（1）能调节职业交往中母婴护理从业人员内部以及从业人员与服务对象间的关系。

（2）母婴护理从业人员良好的职业道德有助于维护和提高本行业的信誉。

（3）母婴护理从业人员的责任心、良好的知识和能力、素质以及优质的服务是促进本行业发展的主要活力，并且对整个社会道德水平的提高发挥重要作用。

（三）母婴护理员职业道德基本规范

母婴护理员职业道德基本规范，包含5个方面的内容，即爱岗敬业、诚实守信、办事公道、服务群众、奉献社会。

1. 爱岗敬业

爱岗敬业是为人民服务和集体主义精神的具体体现，是社会主义职业道德一切基本规范的基础。爱岗就是热爱自己的工作岗位，热爱本职工作。爱岗是对人们工作态度的一种普遍要求。敬业就是用一种恭敬严肃的态度对待自己的工作，勤勤恳恳、兢兢业业、忠于职守、尽职尽责。爱岗是敬业的基础，敬业是爱岗的升华。

一份职业、一个工作岗位，都是一个人赖以生存和发展的基础保障。一个工作岗位的存在，也是人类社会存在和发展的需要。所以，爱岗敬业不仅是个人生存和发展的需要，也是社会存在和发展的需要。爱岗敬业是一种普遍的奉献精神。

2. 诚实守信

诚实，就是忠诚老实，不讲假话。诚实的人能忠实于事物的本来面目，不歪曲、不篡改事实，同时也不隐瞒自己的真实思想，光明磊落，言语真切，处事实在。诚实的人反对投机取巧、趋炎附势、弄虚作假、口是心非。

守信，就是信守诺言，说话算数，讲信誉，重信用，履行自己应承担的义务。诚实和守信两者意思是相通的，诚实是守信的基础，守信是诚实的具体表现。诚实守信是为人处世的一种美德，也是一种社会公德，是任何一个有自尊心的人进行自我约束的基本要求。

母婴护理小贴士

　　诚信是美德，是做好母婴护理工作的基础。只有诚实守信，有诺必践，真心实意做好服务，才能使客户放心地将其亲人和家庭托付给母婴护理员，赢得客户对母婴护理员的尊重。

3. 办事公道

　　办事公道是指从业人员在办事情处理问题时，要站在公正的立场上，按照同一标准和同一原则办事。不可对亲朋好友给予特别照顾，更不能利用职权挟嫌刁难。办事公道要以一定的个人道德修养为基础。

4. 服务群众

　　服务群众是为人民服务精神的集中表现。服务群众体现了职业与人民群众的关系，说明工作的主要服务对象是人民群众。服务群众的要求是依靠人民群众，时时刻刻为群众着想，急群众所急，忧群众所忧，帮群众所需。

5. 奉献社会

　　奉献是不图回报和酬劳，甘愿为他人、为社会或为真理、为正义献出自己的力量。奉献社会就是全心全意为社会做贡献，是为人民服务精神的最高体现。有这种精神境界的人把一切都奉献给国家、人民和社会。

　　奉献社会的精神主要强调的是一种忘我的全身心投入精神。当一个人专注于某种事业时，关注的是这一事业对于社会、对于集体的意义，而不是个人的回报。一个人不论从事什么工作，不论在什么岗位，都可以为社会做贡献。

二、母婴护理员工作守则

　　工作守则是职业道德规范的具体体现，是对母婴护理人员的纪律要求。

（1）履行"责任＋爱心"的服务理念。

（2）掌握孕、产妇及婴儿生活照料、护理和教育的专业知识和操作技能。

（3）进家服务需带：工装、拖鞋、毛巾、水杯、餐具。

（4）遵守服务时间，不迟到、不早退，工作时间不借机做自己的事情。

（5）不乱翻、乱看、乱动客户的东西。

（6）客户家的贵重物品、器具，未经客户同意，不随意使用。

（7）不向客户借钱、借物或暗示性索要财物。

（8）不盗窃、赌博、泡吧、打架斗殴。

（9）不与异性成年人同居一室。

（10）不带自己的亲友在客户家停留或食宿。

（11）不过问，不参与客户家的私事。不传话，不泄露客户隐私。

（12）不虐待婴儿。平等地对待每一个婴儿，让他们充分享有安全感、自信心和自尊心。

（13）替客户购物要有计划，不虚报价格，记清账目。

（14）不向客户诉说自己的难处，不提额外要求。

（15）尊重客户的民族传统、宗教习俗、生活习惯。

（16）禁止随意毁约、终止合同、私自更换客户。

三、母婴护理员行为规范

（一）专业修养

（1）善于学习，勤于动脑，勇于创新。

（2）富有爱心、耐心、诚心和责任心。

（3）尊重客户，关爱儿童。

（4）具有现代教育观念及科学育婴的专业知识。

（5）具有广泛的兴趣及宽泛的知识。

（6）善于沟通，具有与人合作的能力。

（7）具有解决问题和研究问题的能力。

（8）身心健康。

（9）思维敏捷，做事有条理性。

（10）有进取精神。

（二）职业形象

母婴护理人员必须注意自己的仪容仪表和言行举止，正确处理与孕、产妇及婴幼儿家人的关系。

1. 着装

着装要整齐、清洁、美观、自然大方。

（1）不穿透明或过于紧身的衣服。

（2）不穿低胸、超短裙、露脐装等不适宜工作的衣服。

（3）不浓妆艳抹，不佩戴过多的饰物。

（4）鞋子应选平跟的布鞋或旅游鞋，行走轻便，利于快速应对突发事件。

2. 讲文明、懂礼貌

母婴护理人员要讲文明、懂礼貌。在客户家中可按年龄、辈分称呼其家庭成员。自觉运用日常礼貌用语，如"您好""请您帮忙""谢谢""请问""再见"等。说话诚实，不乱说话或插话。

3. 姿态、举止

母婴护理人员的坐姿、站姿、走姿、表情和手势应落落大方，不卑不亢，要努力改正不良的姿态或行为习惯。

4.卫生习惯

母婴护理人员要养成良好的个人卫生习惯，勤洗手、勤洗澡、勤洗头、勤理发、勤剪指甲。

● **服务案例**

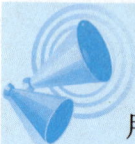

张姐为什么被辞退

用户于老师辞退了在她家服务的母婴护理员张姐，却不肯说具体原因，经再三追问才说出实情。张姐没经于老师同意，擅自使用于老师替换不用的价值七千多元的限量版钱包。于老师出差日本带给母亲的面膜，张姐也私自动用。张姐的行为让于老师非常生气，更感到不安，担心以后在自己不知道的情况下张姐会拿更贵重的东西，因此才辞退了张姐。

家博士点评：

母婴护理员张姐的行为，严重违反母婴护理工作守则中不乱翻、乱看、乱动客户的东西和客户家的贵重物品、器具，未经客户同意，不随意使用的规定。

第三节 法律法规知识

俗话说："不以规矩，无以成方圆"。遵法守规是从事母婴护理工作人员必备的条件之一。掌握法律知识，有助于母婴护理人员正确履行自己应尽的义务、维护自己和客户的合法权益。

一、《中华人民共和国宪法》

《中华人民共和国宪法》是国家的根本大法，具有最高法律效力，是治国安邦的总章程，是党和人民意志的集中体现。宪法以法律的形式确认了中国各族人民奋斗的成果，规定了国家的根本制度和根本任务，全国各族人民、一切国家机关和武装力量、各政党和各社会团体、各企业事业组织，都必须以宪法为根本的活动准则，并且负有维护宪法尊严、保证宪法实施的职责。

作为新时代的母婴护理人员，应该认真学习《中华人民共和国宪法》，自觉履行《中华人民共和国宪法》规定的公民的义务，同时运用《中华人民共和国宪法》来维护自己的权利。

（一）《中华人民共和国宪法》的相关知识

《中华人民共和国宪法》规定了我国的基本政治制度、基本经济制度、公民的基本权利和义务。

关于我国公民的基本权利。《中华人民共和国宪法》规定，我国公民享有下列基本的权利和自由：平等权、政治权利和自由、宗教信仰的自由、公民的人身自由、公民的人身、财产等权利受到侵害后有获得赔偿的权利、公民的社会经济权利、公民的文化教育权利等。

《中华人民共和国宪法》除了规定上述公民的基本权利和自由外，还规定了一些特定人员的权利和自由，包括：婚姻、家庭、母亲和儿童受国家保护。禁止破坏婚姻自由，禁止虐待老人妇女、儿童。国家保护华侨、归侨和侨眷的合法权利和利益等。

关于我国公民的基本义务。《中华人民共和国宪法》规定的公民的基本义务主要有以下几方面：维护国家统一和各民族团结的义务；遵守

《中华人民共和国宪法》和法律的义务。维护祖国的安全、荣誉和利益的义务；保卫祖国、依法服兵役和参加民兵组织的义务；依照法律纳税的义务。

（二）履行《中华人民共和国宪法》的要求

母婴护理人员应该了解《中华人民共和国宪法》，学习《中华人民共和国宪法》中"法律面前人人平等""任何组织和个人都不得有超越宪法和法律的特权"等规定，勇于维护公民的基本权利，履行公民的基本义务。由于母婴护理人员特殊的工作环境，不免要和各种家庭（背景）的人打交道，这些人可能来自不同的民族，有不同的宗教信仰、不同的语言、不同的文化等，这些都要求母婴护理人员能够自觉地维护《中华人民共和国宪法》赋予的权利，履行《中华人民共和国宪法》规定的义务。主要应该注意以下几方面的问题：

1. 尊重客户的宗教信仰自由

《中华人民共和国宪法》规定公民有宗教信仰的自由。因此，母婴护理人员应该尊重客户的宗教信仰，在平时的语言交流、生活习惯、服饰穿着等方面不能冒犯客户。客户学习经文、祷告时候不得打搅。如佛教信徒吃斋、念佛，基督教徒的祷告、礼拜等宗教信仰和习惯都必须尊重。当然，还有其他的宗教，以及同一宗教里面不同的分支。只要是合法的宗教，不是邪教，就应该尊重。

如果一个不信宗教的母婴护理人员进入一个信仰宗教的家庭，也许客户会向母婴护理员宣扬它的教义，并邀请母婴护理员参加宗教组织，是否参加宗教是母婴护理员的权利，如果不想参加应该明确拒绝，任何人也不能胁迫参加或者歧视。

发现客户是邪教的成员，不仅不能参加该邪教组织，一方面应向公司反映，同时也要向公安机关、国家有关部门举报。宁可放弃自己的工作也要维护法律的尊严。

2. 尊重客户的民族传统、风俗习惯

我国有 56 个民族，各民族都有自己独特的文化、风俗习惯，服饰、饮食也各有特色。母婴护理人员在言谈举止等各方面都要谨慎，避免因民族传统不同与客户产生冲突，努力维护民族的团结、和睦。尊重少数民族的传统习俗，是母婴护理人员在自觉履行维护民族团结的义务。

3. 尊重客户的婚姻家庭

婚姻家庭受到《中华人民共和国宪法》的保护。母婴护理人员应该尊重、维护客户的家庭和睦。由于母婴护理人员的特殊工作环境，如果由于客户或者母婴护理人员的原因，母婴护理人员介入客户的婚姻家庭，这是不道德的，也是违法的。

4. 尊重客户的财产权

《中华人民共和国宪法》保护公民合法财产的所有权。母婴护理人员应该像爱护自己的财产一样爱护客户的财产。不论价值大小，都不能据为己有。

不小心损坏了客户的财产应该主动告诉客户，并且进行赔偿。客户不在家时，邻居来借东西，应说明客户不在家的情况，明确拒绝，不能自作主张出借客户的东西。

对于客户赠给自己的礼物，母婴护理人员尽量不要接受。如果客户赠予的背后还有其他目的，坚决不要接受，以便更好地保护自己。

5. 尊重客户家庭成员的人身权利

母婴护理人员有时会遇到婴儿生病或客户不在家的时候，面对哭闹的婴儿要有耐心、爱心和奉献精神。无论客户在与不在，都要用爱心对待婴儿，不能因婴儿的哭闹而打骂、虐待婴儿。母婴护理人员打骂、虐待客户家婴儿造成损害的，应当承担相应的法律责任。

二、《中华人民共和国母婴保健法》

为了保障母亲和婴儿健康，提高出生人口素质，根据《中华人民共和国宪法》，国家颁布、实施了《中华人民共和国母婴保健法》。

（一）《中华人民共和国母婴保健法》相关知识

母婴护理人员照顾的是产妇和新生儿，因此，对产妇和新生儿的权益要了解和学习。

1. 孕产期保健

医疗保健机构应当为育龄妇女和孕产妇提供孕产期保健服务。其内容包括：

（1）母婴保健指导。

对孕育健康后代以及严重遗传性疾病和碘缺乏病等地方病的发病原因、治疗和预防方法提供医学意见。

（2）孕妇、产妇保健。

为孕妇、产妇提供卫生、营养、心理等方面的咨询和指导以及产前定期检查等医疗保健服务。

（3）胎儿保健。

对胎儿生长发育进行监护，提供咨询和医学指导。

（4）新生儿保健。

为新生儿生长发育、哺乳和护理提供医疗保健服务。

2. 育儿保健

医疗保健机构为产妇提供科学育儿、合理营养和母乳喂养的指导。医疗保健机构对婴儿进行体格检查和预防接种，逐步开展新生儿疾病筛查、婴儿多发病和常见病防治等医疗保健服务。

3. 行政管理

（1）各级人民政府应当采取措施，加强母婴保健工作，提高医疗保健服务水平，积极防治由环境因素所致严重危害母亲和婴儿健康的地方性高发性疾病，促进母婴保健事业的发展。

（2）县级以上地方人民政府卫生行政部门管理本行政区域内的母婴保健工作。

（3）省、自治区、直辖市人民政府卫生行政部门指定的医疗保健机构负责本行政区域内的母婴保健监测和技术指导。

（二）履行《中华人民共和国母婴保健法》的要求

母婴护理人员应经过正规和严格的培训，具备专业知识和技能，胜任母婴护理工作。

母婴护理人员应依据所学专业知识，为孕、产妇提供卫生、营养、心理等方面的指导和护理。

母婴护理人员应依据所学专业知识，为产妇提供科学育儿、合理营养、母乳喂养的指导和护理。

各级相关部门应组织好母婴护理人员的培训，提高母婴护理水平。

三、《中华人民共和国刑法》

为了惩罚犯罪，保护人民，根据《中华人民共和国宪法》，结合我国同犯罪作斗争的具体经验及实际情况，制定本法。

母婴护理人员服务的对象是千家万户的普通百姓，护理的是产妇和婴幼儿，除要有良好的职业道德和专业的护理知识外，还要了解熟悉我国刑法中有关犯罪的规定，特别是在母婴护理工作中，避免因不懂法或工作忙乱或疏忽大意，给护理的产妇和婴幼儿造成伤害或其他家庭财产重大损失。

（一）《中华人民共和国刑法》的相关知识

1. 刑法的任务

《中华人民共和国刑法》的任务，是用刑罚同一切犯罪行为作斗争，以保卫国家安全，保卫人民民主专政的政权和社会主义制度，保护国有财产和劳动群众集体所有的财产，保护公民私人所有的财产，保护公民的人身权利、民主权利和其他权利，维护社会秩序、经济秩序，保障社会主义建设事业的顺利进行。

2. 刑法的基本原则

中华人民共和国刑法规定的基本原则有三个，即罪刑法定原则、刑法适用平等原则和罪责刑相适应原则，分别体现在刑法第 3 条、第 4 条和第 5 条。

罪刑法定原则：法律明文规定为犯罪行为的，依照法规定罪处刑；法律没有明文规定为犯罪行为的，不得定罪处刑。基本含义：法无明文规定不为罪，法无明文规定不处罚。

适用刑法人人平等原则：对任何人犯罪，在适用法律上一律平等，不允许任何人有超越法律的特权。基本含义：对任何人犯罪，在适用法律上一律平等，不允许任何人有超越法律的特权。对于一切人的合法权益都要平等地加以保护，不允许有任何歧视。

罪责刑相适应：刑罚的轻重，应当与犯罪分子所犯罪行和承担的刑事责任相适应。基本含义：刑罚的轻重应当与犯罪的轻重相适应。

3. 犯罪及其类型

一切危害国家主权、领土完整和安全，分裂国家、颠覆人民民主专政的政权和推翻社会主义制度，破坏社会秩序和经济秩序，侵犯国有财产或者劳动群众集体所有的财产，侵犯公民私人所有的财产，侵犯公民的人身权利、民主权利和其他权利，以及其他危害社会的行为，依照法律应当受刑罚处罚的，都是犯罪。但是情节显著轻微危害不大的，不认为是犯罪。

故意犯罪：明知自己的行为会发生危害社会的结果，并且希望或者放任这种结果发生，因而构成犯罪的，是故意犯罪。故意犯罪，应当负刑事责任。

过失犯罪：应当预见自己的行为可能发生危害社会的结果，因为疏忽大意而没有预见，或者已经预见而轻信能够避免，以致发生这种结果的，是过失犯罪。过失犯罪，法律有规定的才负刑事责任。

不可抗力和意外事件：行为在客观上虽然造成了损害结果，但是不是出于故意或者过失，而是由于不能抗拒或者不能预见的原因所引起的，不是犯罪。

（二）母婴护理人员重点要了解学习的几种犯罪

1. 虐待被监护、看护人罪

对未成年人、老年人、患病的人、残疾人等负有监护、看护职责的人虐待被监护、看护的人，情节恶劣的，处三年以下有期徒刑或者拘役。单位犯前款罪的，对单位判处罚金，并对其直接负责的主管人员和其他直接责任人员，依照前款的规定处罚。有此行为，同时构成其他犯罪的，依照处罚较重的规定定罪处罚。

2. 遗弃罪

对于年老、年幼、患病或者其他没有独立生活能力的人，负有扶养义务而拒绝扶养，按照立法精神和社会主义道德的要求，具有以下情形的，应认为负有抚养的权利义务关系：由法律上不负有抚养义务的人抚养成人的人，对抚养人应负有赡养扶助的义务；在长期生活中互相形成的道义上的抚养关系，如老保姆不计较待遇，多年帮助雇主抚育子女、操持家务等，雇用一方言明养其晚年，对于这种赡养扶助关系，应予确认和保护。

3. 拐骗儿童罪

拐骗不满十四周岁的未成年人，脱离家庭或者监护人的，处五年以下有期徒刑或者拘役。

4. 盗窃罪

盗窃公私财物，数额较大的，或者多次盗窃、入户盗窃、携带凶器盗窃、扒窃的，处三年以下有期徒刑、拘役或者管制，并处或者单处罚金；数额巨大或者有其他严重情节的，处三年以上十年以下有期徒刑，并处罚金；数额特别巨大或者有其他特别严重情节的，处十年以上有期徒刑或者无期徒刑，并处罚金或者没收财产。

四、《中华人民共和国劳动法》

《中华人民共和国劳动法》的制定是为了保护劳动者的合法权益，调整劳动关系，建立和维护适应社会主义市场经济的劳动制度，促进经济发展和社会进步。

（一）《中华人民共和国劳动法》的相关知识

《中华人民共和国劳动法》的内容包括：总则、促进就业、劳动合同和集体合同、工作时间和休息休假、工资、劳动安全卫生、女职工和未成年人特殊保护、职业培训、劳动纪律、社会保险和福利、劳动争议、监督检查、法律责任、附则等。

《中华人民共和国劳动法》以劳动者权益保护为宗旨，对用人单位、劳动者规定了各自的权利、义务和责任，单位和个人都应该严格遵守、坚决执行。《中华人民共和国劳动法》对劳动者签订劳动合同、劳动者的劳动时间、休息时间、劳动报酬等都有具体规定。用人单位如果违规，将受到处罚。

1. 劳动合同

（1）劳动合同的含义及分类。

劳动合同又称劳动契约，是指劳动者和用人单位之间，为确立劳动关系，明确双方权利和义务的协议。建立劳动关系应当订立劳动合同（依法协商达成的双方权利和义务的协议），劳动合同是建立劳动关系的法律形式。

订立和变更劳动合同，应当遵循平等自愿、协商一致的原则，不得违反法律、行政法规的规定。

劳动合同依法订立即具有法律约束力，当事人必须履行劳动合同规定的义务。

下列劳动合同无效：违反法律、行政法规的劳动合同；采取欺诈、威胁等手段订立的劳动合同。

无效的劳动合同，从订立的时候起，就没有法律约束力。确认劳动合同部分无效的，如果不影响其余部分的效力，其余部分仍然有效。

劳动合同的无效，由劳动争议仲裁委员会或者人民法院确认。

（2）劳动合的订立。

劳动合同应当以书面形式订立，并具备以下条款：劳动合同期限；工作内容；劳动保护和劳动条件；劳动报酬；劳动纪律；劳动合同终止的条件；违反劳动合同的责任。

劳动合同除前款规定的必备条款外，当事人可以协商约定其他内容。

劳动合同的签订应遵循平等、自愿、协商一致、合法的基本原则。

劳动合同的期限分为有固定期限、无固定期限和以完成一定的工作为期限。劳动者在同一用人单位连续工作满十年以上，当事人双方同意续延劳动合同的，如果劳动者提出订立无固定期限的劳动合同，应当订立无固定期限的劳动合同。劳动合同可以约定试用期。试用期最长不得超过六个月。

（3）劳动合同的鉴证。

劳动合同的鉴证是指劳动行政部门依法审查、证明劳动合同的真实性和合法性的一项行政监督、服务措施。劳动行政部门是劳动合同的鉴证机关。

（4）劳动合同的解除。

用人单位解除劳动合同分以下三种情况：

一是因劳动者不符合录用条件、有严重过错或者触犯法律，用人单位可以随时通知劳动者解除劳动合同。

二是因劳动者不能胜任工作或因客观原因致使劳动合同无法履行的，用人单位可以提前通知劳动者解除劳动合同。

三是因经济性裁减人员，用人单位按照法定程序解除与劳动者的合同关系。

2. 劳动时间和休息时间

《中华人民共和国劳动法》规定，国家实行劳动者每日工作时间不超过8小时，平均每周不超过40小时。用人单位由于生产经营需要，经与工会或者劳动者协商后可以延长工作时间，一般每日不得超过1小时。特殊情况下，在保障劳动者身体健康的条件下，每日不得超过3小时，但每月不得超过36小时。但在特殊情况下，延长工作时间不受上述限制。这类情况包括：发生自然灾害、事故或者其他原因，因而威胁到人的生命、健康和财产安全，需要紧急处理的；生产设备、交通运输线路、公共设施发生故障，影响生产和公共利益，必须及时抢修等。

劳动者依法在周六、周日、法定节日都有休息的权利。但是，考虑到母婴护理的特殊性，劳动者可以和客户在合情、合理、合法的原则下，约定工作时间和休息时间，兼顾劳动者和客户双方利益。

3. 劳动争议的处理

劳动争议是指劳动者和用人单位之间，因劳动关系中的权利义务而发生的纠纷。根据《中华人民共和国劳动法》《中华人民共和国企业劳动争议处理条例》等相关法律的规定，我国劳动争议的处理机构有：劳动争议调解委员会、劳动争议仲裁委员会和人民法院。

（1）设立于企业内部的劳动争议调解委员会，有权对本企业的劳动争议进行调解，如果达成和解协议，需要甲乙双方自觉履行，该和解协议并不具有强制执行的法律效力。如果劳动争议调解委员会调解不成，纠纷的双方可以请求劳动仲裁机关裁决。

（2）劳动争议仲裁委员会是国家授权、依法独立处理劳动争议的专门机构。仲裁实行一裁终局，不能上诉，处理纠纷具有成本低、速度快的特点，是解决劳动争议的必经程序。只有对仲裁的结果不服，才可以请求人民法院通过诉讼程序解决劳动纠纷。

（3）人民法院受理不服仲裁裁决的劳动争议案件。"当事人对仲裁裁决不服的，可自收到仲裁裁决书之日起15日内向人民法院提起诉讼。"一方当事人在法定期限内不起诉又不履行仲裁裁决的，另一方当事人可以申请人民法院强制执行。

（二）履行《中华人民共和国劳动法》的要求

由于家政服务业起步较晚，市场还不够规范。目前，既有员工制的家政服务公司，又有中介组织或者直接与客户签订雇佣劳动合同的情况，不同的情况适用的法律有所不同。

1. 合同的签订

（1）员工制家政公司（企业建立规范的管理系统、培训系统，与客户、家政服务员签订服务合同，代收、代发工资，为家政服务员缴纳社会保险）。母婴护理人员与家政公司、客户之间必须签订书面服务合同。三方应就合同的必备条款写清楚，其中包括服务内容、地点、时间、期限、劳动报酬、劳动保障、合同解除等。

（2）非员工制家政公司（中介性质）合同的签订。企业、母婴护理人员、客户三方，应参照员工制家政公司的服务合同内容，签订书面服务合同。

2. 母婴护理服务中服务员所受损失的赔偿

社会中风险无处不在，母婴护理服务也存在风险，会遇到不同形式的伤害。

（1）员工制家政公司的母婴护理人员受损的赔偿。

母婴护理人员与公司签订规范的服务合同。母婴护理人员缴纳了保险，出险之后由保险公司负责理赔。

（2）非员工制家政公司的母婴护理人员受损的赔偿。

现实生活中，有些母婴护理人员通过中介组织或者直接与客户签订书面或者口头劳务合同，形成的劳动关系并不能由《中华人民共和国劳动法》调整。这种情况下，母婴护理人员在工作中受到损害，应该按照雇工的相关规定来处理。

最高人民法院颁布 2004 年 5 月 1 日施行的《关于审理人身损害赔偿案件适用法律若干问题的解释》第十一条第一款规定："雇员在从事雇佣活动中遭受人身损害，客户应当承担赔偿责任。雇佣关系以外的第三人造成雇员人身损害的，赔偿权利人可以请求第三人承担赔偿责任，也可以请求客户承担赔偿责任。客户承担赔偿责任后，可以向第三人追偿。"本条第三款规定："属于《工伤保险条例》调整的劳动关系和工伤保险范围的，不适用本条规定。"也就是说，家政公司员工之外的直接给客户服务的服务人员受到人身损失，必须由客户承担赔偿责任；由第三人的原因造成客户损害的，服务人员可以选择由客户或者第三人承担赔偿责任；客户承担责任后，可以要求第三人赔偿自己的损失。

3. 不随便解约

母婴护理服务合同签订后，母婴护理人员不能轻易解除合同，除非有可以解除合同的法定情况。

母婴护理人员应该严格按照合同的规定履行合同约定的权利和义务，母婴护理人员与家政公司或者客户不辞而别，造成合同无法履行或解约的，要承担相应的法律责任。

五、《中华人民共和国妇女权益保护法》《中华人民共和国未成年人保护法》

保障妇女的合法权益，促进男女平等，充分发挥妇女在社会主义现代化建设中的作用，是社会主义制度下男女平等原则的必然要求，是社会文明和进步的重要标志，也是社会主义新型的人际关系的主要特征之一。母婴护理人员大量时间要与妇女和未成年人打交道，况且自身又都是女性，因此，了解和学习《中华人民共和国妇女权益保障法》《中华人民共和国未成年人保护法》显得尤为重要。

（一）《中华人民共和国妇女权益保护法》的相关知识

依照《中华人民共和国妇女权益保障法》的规定，保障妇女的合法权益是全社会的共同责任。妇女在政治的、经济的、文化的、社会的和家庭的生活等各方面享有同男子平等的权利。实行男女平等是国家的基本国策。国家采取必要措施，逐步完善保障妇女权益的各项制度，消除对妇女一切形式的歧视。

国家保护妇女依法享有特殊权益。禁止歧视、虐待、遗弃、残害妇女。妇女的权益主要表现在以下几方面：享有同男子一样的政治权利，包括选举权和被选举权、批评建议权、检举权、参与管理国家和社会事务的权利；享有同男子一样的文化教育的权利，包括接受义务教育、高等教育、学习培训等；享有劳动权利和财产权利。

由于中国传统上有重男轻女的思想，现实生活中，妇女的经济、政治地位与男子相比还有待提高，妇女总体上处于弱势地位。因此，对妇女的各方面的利益有特殊保护的规定。

妇女的人身权利受到特殊的保护：妇女的人身自由不受侵犯，禁止以非法拘禁或者其他手段剥夺或者限制妇女的人身自由，禁止拐卖和绑架妇女，严禁卖淫、嫖娼，保护妇女的肖像权，保护妇女的名誉权和人格尊严等。

妇女在婚姻家庭方面的权利受到特殊保护：妇女同男子一样平等地享有家庭婚姻的权利，法律保护妇女的婚姻自由，禁止包办买卖、干涉妇女的婚姻。离婚时根据具体情况对妇女可以有特殊的照顾，妇女有依照国家有关规定生育子女或者不生育子女的权利。

（二）《中华人民共和国未成年人保护法》的相关知识

未成年人是指未满 18 周岁的自然人。未成年人由于身体、智力还没有发育成熟，社会阅历少，在社会生活中处于弱势地位。因此，《中华人民共和国未成年人保护法》和其他的一些法律对未成年人规定了一些特殊的保护措施。

联合国非常关注对未成年人的保护。1989 年 11 月 20 日联合国大会通过了《儿童权利公约》。1991 年 12 月 29 日中华人民共和国第七届全国人民代表大会常务委员会第 23 次会议批准《儿童权利公约》，该公约自1992 年 4 月 2 日对我国生效。同时声明，我国将在遵守《中华人民共和国宪法》的前提下，并根据《中华人民共和国未成年人保护法》第二条的规定，履行《儿童权利公约》第六条规定的义务，该条规定："1. 缔约国确认每个儿童均有固有的生命权。2. 缔约国应最大限度地确保儿童的存活与发展。"可见，保护未成年人的权利是世界各国人民的共同心声。

根据法律规定，未成年人享有人身权、财产权和受教育权。同时，法律对未成年人的保护还有一些特殊的规定，例如：

未成年人的隐私权受到保护。为保护未成年人的身心健康和成长，任何组织和个人不得披露未成年人的隐私。

禁止侵害未成年人的财产，未成年人接受赠予的财物由未成年人所有。

年满 16 周岁、不满 18 周岁的未成年人有劳动的权利，称为未成年工人。国家对未成年工人进行特殊的保护。

（三）履行《中华人民共和国妇女权益保障法》《中华人民共和国未成年人保护法》的要求

母婴护理人员在护理服务过程中，必然要与妇女、未成年人接触，必须严格依法办事，尊重妇女和未成年人的人格、财产等方面的权利，避免自己违法。同时，还要保护好自己，避免自己的各种权利受到侵害，特别是来自客户方男成员的侵害。具体来说，应注意以下的问题。

1. 母婴护理人员首先保护好自己

因为母婴护理人员大部分都是女性，自身保护就成为一个重大问题。

（1）免受性侵害。

年轻漂亮的母婴护理人员受到男客户的性骚扰和性侵害的可能性比其他人要大一些。如有这类案件发生，侦查机关也不易收集证据来证明"性行为违背妇女的意志"。因此，防止这类事情出现的关键是母婴护理人员要防患于未然。比如，避免与男客户单独在一起，与男客户在同一房间时不能插门等。万一受到侵害应该及时向公安机关报案。工作中，应洁身自爱，对客户的不正当的要求要严词拒绝，要勇于以《中华人民共和国妇女权益保护法》为武器，捍卫自己各方面的利益。

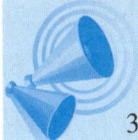

服务案例

拒绝性骚扰

35岁的母婴护理员小张年轻漂亮，在签约客户王先生家服务三个月，对产妇和婴儿的照料无微不至，深得王先生本人及产妇和他们双方父母的赞许。

最近，客户王先生趁家人不在场时，对小张做些挑逗骚扰行为。这天，王先生又故技重演。小张严肃地告诉王先生，家政公司在自己上岗前培训时讲过，王先生的性骚扰行为是典型的违法行为，希望王先生今后自重自爱，如果不改继续骚扰，自己要向公安机关报案，同时向自己服务的家政公司举报。此后三个月，王先生规规矩矩，再也没有骚扰行为，直至小张服务期满。

家博士点评：

面对客户的性骚扰，母婴护理员小张不畏惧、不躲避、不迁就、不哭闹，严肃指出客户违法行为的后果，不仅保护了自己的安全，也为自己赢得了尊严。小张的处理方式值得从业人员学习。

（2）勇于保护自己的隐私。

什么是"隐私"？"隐"就是秘而不宣，"私"就是与私生活有关而与公共生活没有关系。我国法学家王利明认为："隐私权是自然人享有的对其个人的、与公共利益无关的个人信息、私人活动和私有领域进行支配的一种人格权。"我国民法草案对隐私权做出了抽象的原则性规定，全面概括又高度凝练：隐私权的范围包括私人信息、私人活动、私人空间和生活安宁。隐私权的保护是人权保护的要求，但它又受到公共利益的限制。

所谓个人信息是指与公共利益无关、不便于他人知道的一切情况资料和资讯，如身高、体重、收入、生活经历、家庭电话、身体缺陷、女性三围、婚姻状况、文化程度、财产状况、招致误解的情节，等等。母婴护理人员在客户家工作时，会有一些个人的信息或者其他的个人隐私（如私人活动、私人空间）被客户知道。客户应该为其保密，客户擅自公开母婴护理人员的隐私，母婴护理人员可以依法要求其承担相应的赔偿责任。

2. 母婴护理人员要尊重妇女和未成年人的权利

（1）尊重妇女的权利。

不能做插足客户家庭的第三者。家庭的和睦与稳定是整个社会和谐与稳定的前提，年轻的母婴护理人员与客户长时间共同生活，相互了解，难免会产生友谊或者好感。但是，这种感情应该限制在适当的限度之内，不可超越雷池一步。从母婴护理人员的角度讲，始终不要忘记自己是服务人员的身份。只有这样才可以尽到自己的工作职责，才是真正尊重妇女的权利。

● 服务案例

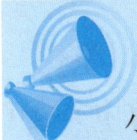

不做破坏客户婚姻的第三者

小马是个离异单亲妈妈，为了给女儿提供更好的教育，37 岁的她来家政公司做了母婴护理员工作。在签约客户曹先生家，小马给刚出生的二孩做母婴护理工作。工作中，小马逐渐发现，曹先生和妻子经常因孩子或琐事吵架。曹先生也常在小马面前抱怨妻子，不理解不体谅自己为家族企业生存的辛苦和压力。

某天，外出好几天谈生意的曹先生因大女儿的学习，又与妻子大吵起来。曹先生向小马倾诉，他和妻子的婚姻早已名存实亡，为了生个男孩继承家族产业，不得已才维持婚姻。并向小马坦露，自小马进家看到她贤惠能干，善解人意，心生爱恋，想和小马做个精神红颜知己，自己有的是钱，只要小马答应，她和女儿的一切费用全包。小马告诉曹先生，感谢他对自己工作的认可，自己从事母婴护理员工作，不介入、不插足客户婚姻矛盾，不做第三者破坏客户婚姻家庭，是自己必须严格遵守的法律和职业道德规范。自己虽然生活不富裕，但自己还年轻，可以靠双手劳动养育女儿，并以此给女儿做个榜样。曹先生和妻子的矛盾主要是夫妻缺少耐心的沟通，特别是在妻子孕期和月子期间，曹先生因忙于生意对妻子关爱不足，致使妻子产生焦虑，相信曹先生能处理好当下的家庭危机，为两个孩子营造和谐的成长环境。曹先生听后非常羞愧，对小马竖起大拇指，恳请小马千万不要因自己的鲁莽行为，终止合同。

家博士点评：

为母婴护理员小马点赞。在此案中，小马用法律维护了自己的尊严，用职业道德规范维护了职业的尊严，赢得了客户的赞扬。

（2）维护未成年人的身心健康和安全。

由于经济条件的改善、生活品质的提高，很多孩子在家中养成了一些坏毛病。母婴护理人员对儿童的任性、不礼貌，甚至其他让人不能容忍的缺点和错误，应该耐心引导、教育，实在不起作用时，可以交给他的家长，由家长对其约束、管教。要始终记住"孩子永远是孩子"，应该允许孩子犯错误，切记不可恐吓、打骂，要维护儿童的身心健康。因为儿童的身体和心理的发育都没有成熟，有些方面还非常稚嫩，经不起恐吓、责骂等不当行为。如果因为母婴护理人员的不当行为给未成年人造成损害，当事者就要承担相应的责任。同时对儿童的不良行为，也不能听之任之。

母婴护理人员带客户家孩子外出游玩时，要遵守交通规则，避免孩子受到意外伤害。在公园、动物园等流动人员稠密的地方，要紧拉孩子的手，避免丢失了孩子。更不能让孩子脱离自己的视线，坐汽车、乘电梯的时候，要拉紧或者抱紧孩子，防止意外伤害事故发生。

现实中也曾有极端的案件，母婴护理人员带着客户家的幼儿一同消失了。有的是自己的孩子出了意外，把客户的孩子当自己的孩子抚养。极个别的是和人贩子有牵连。这显然是刑事犯罪，犯罪嫌疑人必然要受到法律的严厉惩罚。

（3）母婴护理人员不能侵犯妇女、未成年人的肖像权。

母婴护理人员在客户家服务，会有机会接触到妇女、未成年人的照片，可能会和客户及其家人一起合影。如果得到客户家人的照片应好好保存，不能为谋取利益提供给别人，致使照片成为宣传广告或者货物外包装上的图像等。妇女、未成年人的肖像权受到保护，侵害这些权利要承担法律责任。

（4）尊重妇女和未成年人隐私。

在为客户服务的过程中，母婴护理人员对知悉的客户及其家人的各种私人信息、私人活动或者私人空间等具有保密的义务，除非该隐私侵害了公共利益。对客户的物品不能随便翻看，客户家庭成员中的妇女和未成年人的身体状况、残疾情况、特殊的嗜好、女性的三围及其年龄、家庭收入状况、各种社交关系、商业秘密、通信秘密等，只要这些情况不损害公共利益，就应该受到保护。在工作中了解、掌握的这些信息，不论出于什么目的，不论善意或者恶意，都不能以任何方式公开。

母婴护理人员不得私自隐匿、毁弃、开拆客户家庭成员的信件，特别是未成年人的信件。现代社会由于生活水平的提高、社会传媒的影响，未成年人比上一代早熟，他们的信函、邮件内容、手机短信和微信的内容等，都不要主动了解、询问，更不能把了解到的相关信息向外界宣扬。

由于科学技术的发展，出现了获取他人信息的先进的技术设备，这些设备和技术如果被心术不正的人利用，会严重侵犯公民的利益。母婴护理人员在不能用这种方法侵犯客户的隐私权的同时，也应该提高警惕，以免自己的隐私被别人用先进的设备窥视。

六、《中华人民共和国消费者权益保护法》和《中华人民共和国食品卫生安全法》

母婴护理人员工作中的一项重要任务，就是要为客户购物、制作饮食。俗话说"民以食为天，食以安为先"，因此，必须认真学习《中华人民共和国消费者权益保护法》和《中华人民共和国食品卫生安全法》，熟悉并掌握其中的要点，懂得依法维权，并规范自己的服务。

母婴护理人员走千家进万户，既是服务员又是消费者，签约客户来自全国的天南地北，生活习惯、饮食消费差异巨大，学习了解《中华人民共和国消费者权益保护法》和《中华人民共和国食品卫生安全法》尤为重要。在工作中，如能用学来的知识指导自己的母婴护理工作，并能用掌握的食品卫生安全知识和好的消费习惯影响客户家庭，将对母婴护理工作锦上添花。

（一）《中华人民共和国消费者权益保护法》和《中华人民共和国食品卫生安全法》相关知识

1.《中华人民共和国消费者权益保护法》的相关知识

《中华人民共和国消费者权益保护法》详细规定了消费者的权利和义务。消费者的权利主要有以下几方面：

（1）人身财产安全权。

《中华人民共和国消费者权益保护法》规定：消费者在购买、使用商品和接受服务时享有人身、财产安全不受侵害的权利。这一权利包括两方面内容：人身安全权和财产安全权。

人身安全权是指消费者在进行消费活动时享有人身安全不受侵害的

权利。财产安全权是消费者在进行消费活动中所享有的财产安全不受侵害的权利。它不仅指消费者自己购买的商品的安全，还包括其他的财产安全。特别在食品、药品、化妆品等方面，需要消费者提高警惕，勇于维护自己的利益。

（2）知悉真情权。

《中华人民共和国消费者权益保护法》规定：消费者享有知悉其购买、使用的商品或者接受的服务真实情况的权利。消费者的知悉真情权包括以下三个方面的内容：

有权向经营者询问有关商品和服务的情况，要求经营者真实地回答；有权向生产者或销售者索取与商品和服务有关的真实资料，如产地证明书；有权获得真实的广告信息。消费者在购买商品和接受服务时，需要了解的情况主要包括价格、产地、用途、规格、性能、等级、主要成分、生产日期、有效期限、检验合格证明、使用方法说明书、售后服务或者服务的内容、规格、费用等。

（3）自主选择权。

消费者享有自主选择商品或者服务的权利。自主选择权是我国公民的自由权利在消费生活领域的体现。具体说来，消费者享有的自主选择权包含以下三个方面的内容：

消费者有自主选择提供商品或服务的经营者的权利；消费者有自主选择商品品种和服务方式的权利；消费者在自主选择商品或服务时，有进行比较、鉴别和挑选的权利。

（4）公平交易权。

消费者在购买商品或者接受服务时，有权获得质量保证、价格合理计量正确等公平交易条件，有权拒绝经营者的强制交易行为。

（5）损害求偿权。

消费者因为购买、使用商品或者接受服务受到人身或者财产损害的，享有依法获得赔偿的权利。

消费者在购买、使用商品时，其合法权益受损害的，可以向销售者要求赔偿。消费者在接受服务时，其合法权益受到损害的，可以向服务者要求赔偿。消费者在购买、使用商品或者接受服务时，其合法权益受到损害，因原企业分立、合并的，可以向变更后承担其权利、义务的企业要求赔偿。使用他人营业执照的违法经营者提供商品或者服务，损害消费者合法权益的，消费者可以向其要求赔偿，也可以向营业执照的持有人要求赔偿。消费者在展销会、租赁柜台购买商品或者接受服务，其合法权益受到损害后，可以向销售者或者服务者要求赔偿。展销会结束或柜台租赁期满后，也可以向展销会的举办者、柜台的出租者要求赔偿。消费者因经营者利用虚假广告提供商品或者服务，其合法权益受到损害的，可以向经营者要求赔偿。

（6）受尊重权。

人格尊严受到尊重，就是消费者的人格权不受非法侵害。现实生活中，有些经营者非法搜身，侮辱谩骂，甚至拳打脚踢消费者的事件屡有发生，严重侵害了消费者的利益。消费者的人格尊严关系到消费者的切身利益，必须依法保护。

2.《中华人民共和国食品安全法》的相关知识

为了保证食品卫生，防止食品污染和有害因素对人体的危害，保障人民的身体健康，增强人民体质，我国制定了《中华人民共和国食品卫生安全法》。

该法针对从事食品生产经营的单位和个人，包括职工食堂、食品商贩等。其中食品经营是指一切食品的生产（不包括种植业和养殖业）、采集、收购、加工、储藏、运输、陈列、供应、销售等活动。作为母婴护理人员在为客户准备饭菜，购买日常消费品时，应该参照《中华人民共和国食品卫生安全法》的相关规定，指导自己的各种活动。

《中华人民共和国食品卫生安全法》主要内容有：

（1）食品应当卫生、无毒、无害，符合应当有的营养要求，具有相应的色、香、味等感官性状。专为婴幼儿的主辅食品，必须符合国务院卫生行政部门制定的营养、卫生标准。婴幼儿食品是指满足婴幼儿正常生长发育所需的食品。主食品系指含有婴幼儿生长发育所需的营养素的主要食品。副食品是根据婴幼儿生长发育的不同阶段对各种营养素需求的增加，而添加、补充其他营养素的辅助食品。

主辅食品其包装标识及产品说明书必须与婴幼儿、主辅食的名称相符。食品生产经营过程必须符合卫生要求，保持内外环境整洁，采取消除苍蝇、老鼠、蟑螂和其他有害动物及其滋生条件的措施，与有毒、有害场所保持规定的距离。

防止待加工食品与直接入口食品、原料与成品交叉污染，食品不得接触有毒物、不洁物。

餐具、饮具和盛直接入口食品的容器，使用前必须洗净、消毒，炊具、各种容器使用后必须清洗、保持清洁。

贮存、运输和装卸食品的容器、包装、工具、设备和条件必须安全、无害，保持清洁，防止食品污染。

直接入口的食品应该有小包装或者使用无毒、清洁的包装材料。

食品的生产经营人员应当保持个人卫生，生产、销售食品时，必须穿戴清洁的工作衣、帽；销售直接入口的食品时，必须使用售货工具。用水必须符合城乡生活用水的标准。使用的洗涤剂、消毒剂应当对人体保证安全、无害。

（2）食品添加剂的安全。

食品添加剂是指改善食品品质和色、香、味，以及为防腐加工需要加入食品内的化学合成剂或者天然物质。目前我国允许使用并制定有国家标准的食品添加剂有防腐剂、抗氧化剂、酸味剂、膨松剂、乳化剂香料、营养强化剂、鲜味剂等。

（二）履行《中华人民共和国消费者权益保护法》的要求

1.母婴护理人员代替客户采购生活用品或者其他用品时的注意事项

（1）购物时索要发票。法律规定，只要消费者索要发票，不论数额多少，商家都要开给发票。这样既支持国家的税收，防止商家偷税漏税，也能在消费者和商家发生纠纷时保留书面证据。同时，购物发票可以向客户交清账目，避免一些误解。

（2）购物时有自主选择商品的权利，不受商家的强迫。

（3）购物时要认清商品的品种、品牌、生产日期，以防买到假冒伪劣商品或过期食品。另外，不买超过食用期限的或者即将到食用期限的商品。

（4）因接受服务或者购买商品受到侵害可以要求侵害方赔偿。

2.强化《中华人民共和国消费者权益保护法》意识

母婴护理人员在代理客户购物、接受服务的过程中受到侵害，可以通过以下途径获得帮助：直接与经营者协商，达成和解协议，解决纠纷；向消协投诉，请求调解；向有关行政部门（如政府的工商、市场监管、物价、食品、卫生监督等部门）反映问题，进行申诉。但维权时一定要出具相关的证据。

（三）履行《中华人民共和国食品卫生安全法》的要求

母婴护理人员在为客户服务时，使用客户购买的食材或物品时，发现不符合《中华人民共和国食品卫生安全法》的规定，要立即停止使用并向客户反映。否则，母婴护理人员对造成损害要承担相应的责任。

1. 母婴护理人员必须身体健康

有间歇性精神病、传染病的人不能从事母婴护理工作。为保证母婴护理人员的健康，家政公司必须对其进行上岗前的体检和定期体检。否则，家政公司应该承担责任。没有经过家政公司，一般家庭直接聘用母婴护理人员的，也应符合以上的健康条件。否则，给客户造成的损失，母婴护理人员应承担相应的民事责任。

2. 母婴护理人员要保持个人卫生

在服务时，母婴护理人员必须始终保持个人卫生，做饭时洗干净手臂，穿好工装（围裙）、戴好工作帽和套袖，不要让头发垂到饭菜中。手指甲要勤剪，做饭菜时不可有搔头、挖耳、抠鼻子等不卫生的动作。不能随地吐痰、乱丢垃圾。

3. 注意食品安全

母婴护理人员做饭时发现原料腐败变质、生虫、污秽不堪、混有异物，或者有其他感官异常情况，要及时停止使用，并向客户说明情况。已做成的饭菜也不能食用。

4. 保持餐具等清洁

客户家的餐具，炊具、其他盛器和直接入口的食品的容器都要清洗得干干净净，保持整洁、卫生，并定期消毒。

5. 制作饮食要征求客户同意

母婴护理人员在制作的饮食时不能任意添加药物或其他东西。传统的药膳，要征得客户的同意才能做。否则，出现问题，母婴护理人员要承担相应的民事责任。

做饭菜时，因故意或者过失违反《中华人民共和国食品卫生安全法》的规定，使客户家人造成食物中毒或其他食源性疾病的，母婴护理人员应该依民法的规定承担相应的民事责任。

服务案例

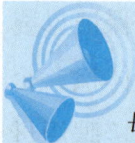

用法律保护权益

母婴护理员小何为客户去某超市购物，保安怀疑她偷了东西，大庭广众强迫她脱衣检查，未发现有偷盗物品才放行。由于人格受到了侮辱，精神受到伤害，小何将超市告到法院，法院判超市向小何公开赔礼道歉，并赔偿精神损失 1000 元。

家博士点评：

此时的母婴护理人员处于消费者地位，其人身自由权利受《中华人民共和国消费者权益保护法》的保护，更不能被强迫搜身。

家博士答疑

问：什么是虐待被监护、看护人罪？

答：虐待被监护、看护人行为，同时构成其他犯罪的，依照处罚较重的规定定罪处罚。

练习与提高

1. 什么是职业道德？

2. 母婴护理工作守则的内容。

3. 母婴护理人员的行为规范有哪些？

4. 某母婴护理员在客户家服务，合同未到期，因家中有事，未向公司告知，自己就解除了合同。由此对客户造成的损失，谁来承担？

5. 母婴护理员、客户、家政公司签订书面合同，合同的必备条款应包括哪些内容？

6. 发生劳动争议如何处理？

第二章　产妇和新生儿的生理与心理特点

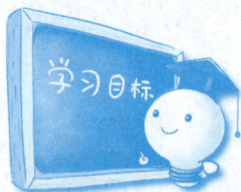

● **学习目标**

（1）了解产妇生理、心理特点，掌握这一阶段护理重点。
（2）了解婴儿生理、心理特点，掌握新生儿护理重点。

第一节　产妇的生理与心理特点

一、产妇的生理特点

（一）子宫

当胎儿及胎盘排出后，产妇子宫体积随着缩小，呈前后略扁的球形，子宫底的高度和肚脐是相平的，用手可以触摸到。产后 10 天左右就摸不到了。母婴护理员要注意观察产妇子宫收缩情况。如果产妇子宫收缩不好，则宫体软，阴道出血量也较多，恶露持续时间较长。一个半月左右，产妇子宫会恢复到未孕大小。母婴护理员需要帮助产妇按摩子宫，如果子宫变硬，则刺激到位、按摩目的达到。

子宫颈在分娩结束时前壁较薄，皱起如袖口，松弛，水肿；呈紫色；1 厘米厚，3 ～ 6 厘米长；18 小时内很快缩短，变硬，恢复正常形状。宫颈口第 3 天时能容 2 指，一周后能容 1 指，内口关闭，产后 4 周外口关闭；但颈口形状由原来的圆形（产型）变为横裂型（已产型）。

（二）腹部

由于受妊娠期腹壁长期膨胀的影响，产妇产后表现为腹壁明显松弛，腹壁会出现妊娠纹，腹直肌呈不同程度分离。腹壁肌张力的恢复与产后腹肌锻炼、产次及营养有关。营养适当及产后运动适度可恢复或接近未孕状态。

母婴护理小贴士

产后产妇适当使用束腹带，可以减少出血，促进伤口愈合，也能够增加身体的灵活度，改善产后肥胖、臃肿的体型。束腹带还可以帮助撑托内脏，也有利于改善产妇腹壁皮肤肌肉的松弛状态。

产后使用束腹带时，要松紧适宜。避免过紧影响腹部局部血液循环，导致盆腔淤血，不利于子宫的恢复。束腹带最好是间断使用，夜间睡眠时尽量松开。

（三）体重

产妇一般都会出现分娩后的体重量比未怀孕时重，这是因为妊娠期脂肪、组织液、血液的增加，以及子宫和乳房的增大等造成。妊娠期体重一般增加 12.5 千克左右，分娩后体重要减少 5～6 千克，产褥期恶露、哺乳等也可使体重减轻。正常情况下，一般 5～6 周后可以恢复到孕前体重。但是，几乎所有产妇都要比未孕前胖些，表现出不同程度的肥胖类型。

（四）乳房

产后 2～3 天，产妇乳房增大，变坚实，局部温度增高，开始分泌乳汁。

国内外一些研究资料表明，产妇开奶宜早。最好在婴儿出生后 1～2 小时就进行哺乳。因为通过婴儿吸吮，能增加腺垂体催乳素的释放，促进乳汁分泌。如果这时失去哺乳的机会，产妇乳房将明显增大、变硬，并有胀痛感，正如俗话所说，"奶给憋回去了"，乳汁就会越来越少。母婴护理员需要帮助产妇早开奶、早吸吮、早接触。严格遵循"三早"原则。乳汁的分泌是一个复杂的生理过程。乳汁的多少与吸吮及不断排空乳房、产妇的身体状况及情绪有关。有的产妇在腋窝下可以摸到硬块，挤压时可见少许乳汁，此为副乳，一般在产后可自行消退。

（五）泌尿系统

产妇在产褥初期，妊娠晚期潴留于体内的水分会迅速排出，尿量增加。分娩期，尤其产程延长时，易充血水肿，水肿如牵涉到三角区，可使排尿困难。产褥期膀胱容量增大，且对内部张力的增加不敏感，膀胱肌肉又无力排空，易发生尿潴留。另外，会阴的肿痛也能引起尿道括约肌反射性痉挛，增加排尿困难。母婴护理员需要鼓励产妇下地活动，用温开水冲洗会阴，或者用流水的声音诱导产妇产生尿意排尿。如果以上方法都不管用，则须让医生处理。

（六）消化系统

产妇在产褥期，胃、小肠及大肠随着胎儿娩出回到原来位置。功能恢复，但肠蠕动弱而慢，加上产后多躺在床上，腹部肌肉也松弛，产妇摄入肉类较多的情况下，容易发生便秘。如果有便秘现象，母婴护理员应让产妇多食蔬菜，早日起床活动，必要时服轻泻剂或灌肠。

（七）骨盆

骨盆主要的功能是支撑身体、保护子宫和膀胱，在妊娠期也起到保护胚胎和胎儿作用。分娩引起盆腔底部肌肉与筋膜过度扩张松弛而脆弱。产妇在产后尽快运动紧缩与放松这些肌肉，增强血液循环，可促进愈合过程。但骨盆肌肉和韧带因过度扩张，很少能恢复到妊娠前的状态。母婴护理员应该指导产妇做一些恢复训练，比如缩肛锻炼，每日 30 次左右。也可以做憋尿动作，每次小便时分多次尿完。告知产妇，身体未恢复以前，不可过早地剧烈运动或提重物。

二、产妇心理特点

产妇对生产过程疼痛的恐惧和害怕、对孩子健康问题的担忧、对家务事的操心，都给她们的心理增加了负担，心理承受着巨大的压力。保持心情舒畅是帮助婴儿健康成长的前提，也是产后产妇恢复身心健康的重要保障。

因此，母婴护理员要及时跟产妇沟通，尽量帮助产妇排解心理压力，沟通时注意方式和方法，避免弄巧成拙。

（1）母婴护理员需要真诚待人，产妇感觉到其真诚，才能坦诚相待，说出内心真实的感受和想法。

（2）当产妇说出内心的焦虑和恐惧时，一定要认真倾听。说出来也是一种排解办法。

（3）母婴护理员需要传授一些育儿和坐月子的经验，帮助产妇更好地适应妈妈这个角色，放平心态更好地休养身体。

第二节　新生儿的生理与心理特点

一、婴儿生长发育

出生后至满一周岁为婴儿期。婴儿期是一生中生长发育最迅速的时期，与出生时相比身高增长 50%，体重增加 2 倍，脑发育也很快。婴儿期也是婴儿完成从子宫内生活到子宫外生活的过渡期，因此，了解婴儿生长发育特点是非常必要的。

（一）婴儿发育特点

1. 体格发育

婴儿生长发育极其迅速，这个时期也是身体发育最快的阶段，即第一个生长高峰期。体格发育的常用指标包括体重、身长、头围和胸围等。

（1）体重。体重反应婴儿的营养状况。新生儿平均出生体重约为3.3千克。婴儿期体重增长最快，出生后3个月末婴儿体重约为出生时的2倍，1岁时婴儿体重约为出生时的3倍。

（2）身长。身长是反映婴儿骨骼发育的重要指标。新生儿出生时平均身长为50厘米，生后第一年身长平均增长25厘米。

（3）头围和胸围。头围反映婴儿脑及颅骨的发育状态。正常新生儿头围平均为33～34厘米。通常情况下，前半年增加8～10厘米，后半年增加2～4厘米，1岁时平均46厘米。胸围的大小反映肺和胸廓的发育，出生时胸围比头围小1～2厘米，1岁时胸围约等于头围，1岁以后胸围大于头围。

2. 脑和神经系统发育

小儿神经系统最先开始发育，出生时脑重达成人的25%左右。婴儿期神经系统快速发育，但此期还不成熟、对外来刺激反应较慢且易于泛化，不易形成兴奋灶，故婴儿睡眠时间长。

3. 消化系统发育

婴儿的消化系统尚未发育成熟，消化功能还不健全，如喂养不当容易发生腹泻。

婴儿的生长发育受遗传、环境、营养等多方面因素的影响，这种影响导致的差异随年龄的增加越来越明显。

4.十二个月宝宝成长标准

第一个月：手脚能自主活动；注视母亲的眼睛；开始啊啊发音。

第二个月：俯卧抬头；眼睛随物品转头至中线；咕咕发声。

第三个月：俯卧抬头45°；眼睛随物转头过中线；从仰卧位翻成侧卧位；能笑出声。

第四个月：俯卧抬头90°；眼睛随物转头180°；会握拨浪鼓；见到人会笑。

第五个月：扶坐片刻；会翻身；转头找声源；咿呀发声。

第六个月：独坐片刻；抓住近处玩具；叫名字转头；开始认生。

第七个月：较稳地独坐；伸手够远处玩具；寻找丢失玩具。

第八个月：独坐较稳；用手掌或者手指抓到小物件；会换手拿玩具；能分辨熟人与陌生人。

第九个月：会扶站；拇指食指捏起小物件；持续追逐玩具；能模仿声音。

第十个月：会爬，可扶走几步；会用手势表示欢迎，再见；会发生da-da，ma-ma等简单音节。

第十一个月：独站片刻；拇指食指熟练对捏拿起小东西；有意识地发一个字音；懂得常见物品名称。

第十二个月：独站表现良好；独走表现良好；有意识地叫爸爸妈妈；会指认身体几个部分。

（二）新生儿生理特点

0～1岁是婴儿期，其中，从胎儿娩出、脐带结扎至生后满28天，称为新生儿期。

1.外观特点

（1）新生儿的头部约占身体长度的1/4。出生时，如果是顺产，通过产道挤压，可能会出现头皮下水肿，俗称产瘤；不可随意揉按，6～10周后会自行消失。

（2）新生儿的皮肤红润，刚出生时皮肤表面带着一层油脂（又叫胎脂），胎脂可使胎儿易于通过产道。分娩后，如胎脂过多，可用消毒棉花浸植物油擦去一部分，残留的胎脂有保护皮肤的作用。胎脂会被皮肤吸收，不用着急清洗。

（3）新生儿臀部经常可以看到灰蓝色的胎青，无需治疗，会自行消失。

（4）新生儿以腹式呼吸为主，呼吸浅而快，不规则。

2. 生理特点

（1）体温特点。胎儿在宫内是恒温，出生后由于体温调节不完善、皮肤薄、散热快，出生后体温跟宫内相比会下降。新生儿体温受外界环境影响较大。一般体温在 36℃～ 37℃之间，哺乳、啼哭后体温会升高，37.3℃以下属正常。

（2）体重特点。新生儿出生后 2 ～ 3 天因进食少、排胎便、尿液、皮肤蒸发等原因，体重会略有减轻。7 ～ 10 天后会恢复到出生时体重。

（3）乳房肿大。无论男婴还是女婴，出生后 3 ～ 5 天均可出现乳房肿大的情况，有时还会有分泌物，经过 2 ～ 3 周后会自行消退。乳房肿大是由于胎儿分娩以后，体内还会残留有母体带来的激素，受激素刺激影响，这种情况不可挤压新生儿乳房，以免感染。

（4）假月经。有些女婴出生后 5 ～ 7 天，会从阴道流出白色分泌物，有时还会有少量的阴道出血，持续时间一周左右，这也是由于来自母体的雌激素作用中断所致，不用担心。

（5）排便、排尿情况。多数新生儿在出生后 12 小时内就会排胎便，出生当天开始排尿。如果新生儿 2 天仍未排尿，就需要查找原因，应检查有无尿道畸形。24 小时仍未排便，应检查有无肛门、直肠闭锁、消化道异常等情况。胎便颜色通常是墨绿色、黏稠、无臭味。有的新生儿大便次数较多，几乎每次更换尿布时都有染有粪便，倘若粪质均匀，没有奶块，水分不多又不含黏液时，属正常现象。

（6）睡眠。新生儿的神经系统未发育健全并且大脑容易疲劳，因此睡眠多，每天睡眠时间约为 20 小时。

（7）运动。新生儿出生不久，手、脚都有会自由运动。最初几天，还是会保持出生前的姿势，双臂蜷缩在胸前，双腿向腹部蜷曲，四肢呈屈曲状。

新生儿出生时已具有原始的神经反射，如拥抱反射（遇到响声、双手就会做拥抱状）、吸吮反射（靠近嘴边的东西会去吸吮）、握持反射（碰到手心的东西会抓握）等。这些反射运动随着大脑的逐渐发育健全，3 ～ 4 个月后就会自然消失。

（8）新生儿黄疸。大部分新生儿在出生后 2 ～ 3 天会出现生理性黄疸，有的皮肤明显发黄，有的不太明显。黄疸随着时间会逐渐消退，一般足月儿 2 周内消退；早产儿消退得较晚，通常 4 周内消退。生理性黄疸期间，宝宝精神好、吃奶香、大便没有异常。如果黄疸较重，皮肤黄色迟迟不退且加重，那就是病态，可能有溶血、感染或者是先天性胆道梗阻等疾病，应迅速就医治疗。

母婴护理小贴士

新生儿黄疸形成的原因是多方面的，主要有两点：

（1）在胎儿期，相对氧气缺乏，因此血液中有更多的红细胞以补充红细胞含氧不足。出生后，新生儿已能自己呼吸氧气，不再需要过量的红细胞，于是过量的红细胞被破坏，产生了过多的胆红素。

（2）肝功能尚未成熟，处理胆红素的能力低，导致较多的胆红素积聚在体内，将皮肤和黏膜及巩膜染成黄色。

（三）新生儿心理特点

新生儿在出生后 1 个月只有两种反应：一种是获得满足与舒适感后

的愉快情绪；另一种是饥饿、寒冷、尿布潮湿等所引起的不愉快情绪。

多项研究证明，新生儿出生后，对外界环境的刺激有适应的能力。周围环境对婴儿发育的作用非常重要。新生儿对人脸有与生俱来的敏感和喜爱，母婴护理员在日常护理中，比如哺乳、洗澡、抚触、换尿布时，可以跟新生儿进行眼神交流，对新生儿说话、微笑并抚摸皮肤，还可以给新生儿听柔和、舒缓的音乐。良好的刺激能促进新生儿发育，培养新生儿适应性能力。

（四）婴儿心理特点

婴儿动作发展速度非常迅速，这在心理发展中起着重要作用。婴儿自两个月以后，积极情绪开始发展。当吃饱、温暖时，表情活泼且爱微笑，反之则出现哭闹、呆滞等现象。此阶段婴儿喜欢摇晃、注视自己的手、用手触摸拍打玩具、用口"探索"物体、听自己的声音、与父母"谈话"并且会显示对母亲偏爱。

● 服务案例

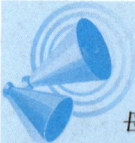

新生儿要不要裹"蜡烛包"？

母婴护理员小芳新上岗不久，经验不足。到客户家服务，小芳按照传统方法，把新生宝宝放被子里捆得严严实实，不能动弹，说怕宝宝睡觉不踏实受到惊吓，而且捆起来也好抱。客户家里人一看，宝宝的小脸都有点发紫了，急忙把被子打开，宝宝脸色半天才缓过来。客户家人拉着小芳就要去报警。

家博士点评：

一般来说，胎儿在母亲体内时，都是蜷缩的，周围都有羊水。母亲的子宫是非常温暖且有安全感的，婴儿出生后，对突然转变了的外部环境是极其不适应的，这时把宝宝包裹起来，一是为了达到保暖作用，二是缓解宝宝离开母体的不适，给宝宝足够的安全感。还有一点，新生宝宝的神经系统发育不好，容易受到外界的刺激，在受到外界突如其来的噪声刺激，或被猛烈放到床上时，会出现"惊跳反射"。"蜡烛包"可以帮助新生宝宝抵挡摇晃等刺激，从而安静睡觉。新生宝宝身体柔软，不能抬头，不易抱起来，尤其是在喂奶时很不方便。如用包被将新生宝宝包起来，既可使新生宝宝有足够的温暖和安全感，又方便母亲抱起来喂奶。因此，正确包裹新生宝宝非常重要。

老一辈的"蜡烛包"捆绑方法非常伤害宝宝，掌握分寸也比较困难。

第一，影响宝宝骨骼发展。"蜡烛包"将宝宝包裹得太紧，可能会导致宝宝髋关节脱位，如果发现不及时，则会导致宝宝骨骼畸形。

第二，影响宝宝呼吸。"蜡烛包"将宝宝包裹得太紧，直接导致宝宝呼吸不顺畅，并影响宝宝的肺部和胸部发育。

第三，阻碍宝宝四肢运动。"蜡烛包"将宝宝包裹得太紧，强行将宝宝的四肢拉直，限制了宝宝的四肢运动，从而影响宝宝的智力发展。

但实际上，所有的问题都在于"错误的捆绑"方法。"蜡烛包"的使用本没有多大问题，只是由于错误的方法，才会导致危害宝宝的健康。

所以建议干脆买睡袋来代替小被子。睡袋下方有开口，也方便给孩子换尿不湿。温度高的时候，可以给宝宝穿上内衣；温度低的时候，可以穿薄棉袄，再盖上被子就可以了。

家博士答疑

问：博士，现在用户家庭一般在待产的时候就已经准备好了婴儿用的小枕头，新生儿用不用睡枕头？

答：在正常情况下，刚出生的婴儿是不需要使用枕头的，这是因为新生儿的脊柱是直的，没有成年人脊柱特有的生理弯曲。新生儿在平躺时，后背与后脑自然地处于同一平面上。因此新生儿不用枕头睡觉，也不会因颈部肌肉紧绷而引起"落枕"。而且，新生儿的头部较大，几乎和肩部处于同一宽度，侧卧也很自然舒适。相反，如果头部被垫高了，反而容易形成头颈部弯曲，影响新生儿的呼吸和骨骼生长，甚至可能发生意外。

另外，新生儿颅骨较软，囟门和颅骨缝尚未完全闭合，长期使用枕头，易造成头颅变形，使脑袋扁平，或一侧脸大，一侧脸小，影响外形美观，甚至会影响脑部发育。根据新生儿的生理特点和生长发育特点，无需给新生儿睡枕头。这是符合优生优育要求的。

● 练习与提高

1. 产后如何帮助产妇的子宫更快地恢复？

2. 何为"三早"原则？

3. 产妇产后排尿困难怎么办？

4. 如何进行产后抑郁的护理？

5. 新生儿出生后能挤乳头吗？

6. 学会观察新生儿黄疸情况。

第三章 产妇护理

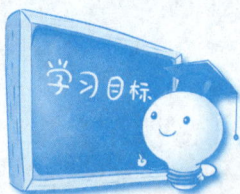

（1）掌握孕妇分娩时应注意的问题。

（2）掌握产妇产褥期护理方法。

（3）掌握营养月子餐制作要求以及方法。

（4）掌握产妇顺产或剖宫产护理方法。

（5）掌握产妇身心恢复方法。

第一节　孕妇分娩准备

一、分娩物品准备

（一）证件资料类

要准备好夫妻双方的身份证跟结婚证，还有孕检的各种单子、银行卡、医保卡等，最好再备上现金，以备不时之需。

（二）衣物类

舒适、宽松的孕妇睡衣，带开口的哺乳内衣、哺乳文胸、收腹带、月子拖鞋等。宝宝衣服、抱被、纸尿裤等。

（三）洗漱类

月子牙刷、牙膏、水杯、毛巾、产褥垫、产妇卫生巾、卫生纸等。婴儿洗发水、沐浴露、宝宝专用小毛巾、小盆等。

（四）哺乳相关用品

奶瓶、小罐奶粉、小勺、擦洗乳房的毛巾、吸奶器、防溢乳垫等。

二、分娩先兆识别

产妇分娩之前，出现的一些预示孕妇不久将临产的症状，称为临产征兆。

所谓产兆就是孕妇即将生产的征兆，是指分娩发动前出现的一些预示孕妇不久将临产的症状。

产兆一般包括以下几个方面，只要出现其一方面，就代表孩子快要出生，应该及时到医院待产。

（一）见红

通常在分娩发动前 24 ～ 48 小时内，孕妇就会发现有混杂着血的黏稠状分泌物出现，这是因为子宫颈内口附着的胎膜与子宫壁分离，毛细血管破裂而少量出血，并与子宫颈黏液混合而流出所致，是即将分娩的征兆之一。

（二）腹部阵痛

临近分娩，子宫开始收缩（宫缩），把胎儿往产道方向挤压，这时会感觉到阵痛。如果感觉到阵痛并伴有宫缩，时间间隔有规律；阵痛发生的时间间隔逐渐变短；应做好去医院的准备。

（三）破水

破水就是包裹着胎儿的羊膜腔自然破裂，羊水流出，一般会感觉到一股热流从阴道流出，或是有湿润的感觉。在生产阵痛前的破水是早期破水，早期破水可能会引起细菌感染或是脐带脱垂。破水之后，不管在什么场合，都应立即平躺，防止羊水流出。平躺后打电话叫救护车；在去医院的途中，必须始终保持平卧。如果阴道排出棕色或绿色柏油样物质（胎粪）要告诉医生，因为这是胎儿肠腔被挤压造成的结果，常常意味着胎儿受压或发生危险。

破水后要注意避免脐带脱垂。破水后羊水大量流出后，脐带可能会随压力带动或因为重力作用而导致脱垂。破水后无论是否临产均须到医院待产。

母婴护理小贴士

很多宝妈为了能顺利生产，会选择在孕期增加活动量。如果孕检时 B 超结果显示羊水过多，建议不要做大幅度的运动，以免发生羊水早破，导致胎儿早产。

三、临产注意事项

（一）保证体能

产妇分娩时体力消耗很大，在临产的时候一定要减少活动，这个时候最重要的就是要保证充足的睡眠，这样才能在分娩的时候有足够的精力。在临近分娩时，孕妇一定要补充足够的营养，才不至于在分娩的时候出现分娩无力的情况。足够的营养对分娩也有很大的帮助。

（二）提前入院

预先选择好准备分娩的医院，办理入院手续。整理好待产包，提前熟悉医院环境，检查好备用品。

第二节 产妇生活照料

一、分娩初期的护理

自然分娩的产妇，产后即可下床活动。如果有会阴伤口，可稍做推迟并避免久坐，以免伤口充血水肿。会阴侧切的产妇，12小时后可稍稍活动。如产妇有大小便需求，母婴护理员应从旁协助，以减缓产妇的疼痛感。

剖宫产的产妇，剖宫产术后6～8小时内应采取去枕平卧位，可适当翻身、活动四肢，有助于排气，避免肠粘连。导尿管拔掉后，产妇即可下床活动。母婴护理员应帮助产妇揉按双腿，尽快恢复知觉，避免下肢静脉栓塞。

自然分娩后，产妇应尽量多饮水，尽早排尿。剖宫产产妇在尿管拔除后即应多饮水、多排尿，以防止尿路感染的发生。

分娩后，产妇心情多不稳定，应劝慰产妇安心休息，保证睡眠，消除疲劳。母婴护理员应看护好新生儿，给产妇创造休息的时间。

分娩后，产妇乳房开始分泌乳汁。此时母婴护理员应遵循温开水擦拭乳头、乳晕、早开奶、早吸吮、早接触原则，让新生儿勤吸母乳。每次哺乳前都应用温开水擦拭乳头、乳晕，此时要用专用小盆、小毛巾。

顺产和剖宫产均应注意阴道流血情况，如出血量多于月经量或有异味，应注意是否有感染或大出血情况，及时向医护人员汇报。另外应注意清洁会阴部，以免产褥感染。

二、产妇的休养环境

产妇房间应清洁、舒适、向阳，室温22℃～26℃，相对湿度50%左右为宜。

天气晴好时，应定时打开门窗通风换气，每天1～2次，每次15～20分钟。

由于产妇体虚汗多，应避免对流风、电风扇及空调风直吹，以防产妇感冒。

产妇休养的房间不应放置芳香类花卉，以免引起产妇及新生儿过敏反应。产妇家中不宜养宠物。

产妇房间保持相对安静即可，不必过于安静，可放柔和的背景音乐，以利于产妇休养。

母婴护理小贴士

> 将每日起床后的产妇与新生儿，一起移至另一门窗关闭的房间，把其他房间所有门窗打开，使空气对流。约20分钟后，完成室内空气交换，把门窗关闭，并请产妇及新生儿回到原房间。雾霾及扬尘天不要开窗。日出前及日落后不要开窗。

三、产妇的衣着

厚薄适中。产后由于身体虚弱，抵抗力下降，衣着可较平时增加，但也不要捂得太多。尤其是夏天，不一定要穿长袖衣、长裤、包头巾，只要不对着风吹就行。

产妇衣着以宽大舒适为宜，贴身内衣要选用柔软的棉织品，切忌紧扎袖口和裤腿。

勤换勤洗。内衣、内裤最好能每天换洗1次或随脏随换，内衣出汗必须1天1换（夏天更勤），以免污染乳房、乳头。

此外，产后以穿软底低跟布鞋为宜，切忌穿高跟鞋，以防产后足底、足跟痛。产后，还要注意下肢保暖，不要赤脚。

四、产妇的个人卫生

（一）产妇刷牙、漱口

产妇"坐月子"期间，进食次数较多，吃的东西也较多，如不注意漱口刷牙，容易使口腔内细菌繁殖，发生口腔疾病。每餐后都要用温开水漱口，早晚各刷牙一次。

（二）产妇清洁会阴

"月子"里产妇的会阴部分泌物较多，每天应用温开水或 1：5000 高锰酸钾溶液清洗外阴部。勤换会阴垫并保持会阴部清洁和干燥。恶露会持续大约 4～6 周。

（三）产妇洗头

产后头发较油，容易脱发，不要使用太刺激的洗发用品。洗头的水温要适宜，温度保持在 38℃以上。洗头时可用指腹按摩头皮，洗完后把头发擦干，再用干毛巾包一下，避免水挥发时带走大量的热量，使头皮血管在受到冷刺激后骤然收缩，引起头痛。头发未干时不要结辫，也不可马上睡觉，避免湿邪侵入体内，引起头痛和脖子痛。

（四）产妇洗澡

产妇需要把怀孕期间体内潴留的多余水分排出体外，因此出汗很多，特别是睡觉和醒来时，往往大汗淋漓。由于出汗过多，加上产后抵抗力较弱，皮肤上沾染的细菌很容易繁殖生长，侵入皮肤，引起皮肤炎症。因此，产妇应该经常洗澡和擦澡，保持皮肤清洁卫生。洗澡以淋浴为宜，不可盆浴，以免脏水流入阴道内发生感染。

产妇因分娩方式和分娩季节不同，洗澡的时间跟方法也不同。

产后短期内、有侧切伤口或剖宫产伤口的产妇不能洗淋浴。室内温度以 24℃～26℃为宜，并用 50℃左右的热水进行擦洗。如果产妇出汗较多，擦拭干净后还可以抹上痱子粉，预防热痱子。

会阴部无伤口及切口、身体状况良好的产妇，淋浴时应把时间控制在 20 分钟以内；水温保持在 38℃以上，高于体温即可。冬季也不易过高，水蒸气太多容易导致缺氧，使本来就较虚弱的产妇容易发生意外。浴后应尽快将身体上的水擦干，更换衣服后再走出浴室，避免着凉。

（五）洗脚

每天晚上睡觉前都可以洗脚，洗脚可以促进血液循环，有利于产妇身体恢复。温热水泡5分钟左右并及时擦干。

（六）修剪指甲

剪指甲、趾甲也可以照常进行。指甲是角化了的上皮，根本不存在"剪刀风"的问题。

（七）乳房清洁

哺乳前应用温开水清洗乳头，切忌使用肥皂、酒精、洗涤剂等，以免除去保护乳头和乳晕皮肤的天然薄膜，造成乳头皲裂，影响哺乳。

（八）清洗会阴

每天清洗一次会阴，产后恶露、分泌物等若不及时清洗，容易上行感染，引起妇科炎症。清洗会阴时，需要用温开水，用流水的方法冲洗，洗后用毛巾擦干。

五、制作营养均衡月子餐

（一）产后饮食原则

传统观念以为，生孩子以后要赶快吃鸡汤、猪蹄，每天大补特补，很多产妇感觉在坐月子的时候，把一辈子该吃的鸡跟鸡蛋都吃完了。母婴护理员需要帮助产妇及其家人改变传统坐月子中只吃小米粥、红糖、鸡蛋、鸡汤的单一膳食观念，合理安排产妇每天的3次正餐和3次加餐。

产妇在坐月子期间身体处于一个特殊时期，除了需要足够的营养以满足产后体力的恢复外，还要哺喂新生儿，因此需要均衡的营养素、多量的汤汁、多样化的主食、丰富的水果蔬菜。由于产妇不定时哺乳，还需要每天增加饮食的次数。

根据以上原则，月子餐每天分为早、中、晚 3 次主餐和上午 10 点、下午 3 点、晚上 8 点 3 次加餐，每天共 6 餐。

新妈妈产后饮食的主要原则为：精、杂、稀、软。

1. 精是指量不宜过多

（1）产后过量的饮食除了让产妇在孕期体重增加的基础上进一步肥胖外，对产后的恢复并无益处。

（2）如果是母乳喂养的婴儿，奶水很多，产妇食量可以比孕期稍增，最多增加 1/5 的量；如果奶量正好够宝宝吃，则与孕期等量就行。

（3）饮食要富含蛋白质，如鸡、鱼、瘦肉、动物肝脏、豆类、牛奶等。

（4）多吃含钙丰富的食物，如牛奶、虾皮、芝麻酱、豆腐、黄豆。

（5）多吃含铁丰富的食物，如动物血或肝、瘦肉、鸡蛋、鱼类、油菜、菠菜及黄豆等。

2. 杂是指食物品种多样化

（1）产后饮食虽有讲究，但不宜过度忌口。进食的品种越丰富，营养越平衡和全面。

（2）主副食种类多样化，如小米、薏米、玉米面、红豆、荞麦、紫菜等。

（3）多吃蔬菜、水果和海藻类。火龙果、香蕉、橘子、山楂、红枣、桂圆都可食用。寒性水果不要吃，比如梨、西瓜等。

3. 稀是指水分要多一些

（1）乳汁的分泌是产后水需要量增加的原因之一。此外，产妇大多出汗较多，体表的水分挥发也快。因此，产妇饮食中的水分可以多一点，如多喝汤、牛奶、粥等。

（2）产妇以易消化的流食或半流食为主。

（3）如果肠胃消化功能较好，第二餐可以进食蒸蛋羹、糖水、面汤、排骨汤。

4. 软是指食物烧煮方式应以细软、蒸煮为主

（1）产妇的饭要煮得软一点，少吃油炸的食物，少吃带壳的食物。

（2）产后体力透支，很多产妇会有牙齿松动的情况，过硬的食物一方面对牙齿不好，另一方面过硬的食物也不利于消化吸收。

母婴护理小贴士

产妇分娩后的2周内气血两虚、内脏尚未收缩完全，身体无法吸收太多的养分，如果大补特补，不但无法增进乳汁的质量，还会造成中医所谓"虚不受补"的现象。

体质吸收力强、孕前及孕期较肥胖的产妇，坐月子立刻进补，会造成产后肥胖症。

体质吸收力弱、孕前及孕期较虚弱的产妇，坐月子立刻进补，反而越补越容易腹泻，越补越瘦。

过多的养分无法代谢，无法吸收，在体内任意流窜，容易被不正常细胞吸收而产生异状发展，导致激素不平衡，易患上子宫肌瘤、囊肿或者肿瘤。所以产后绝对不能马上大吃大喝，要按阶段性调补，按身体恢复状况进行食补。产后食补分阶段循序渐进调理，才是正确的饮食方式。

（二）月子餐食谱安排

● 第一周：代谢排毒、活血化瘀。

产妇体力很差，全身肿胀未消，肠胃消化吸收不太顺畅，子宫正在强力收缩，恶露排出。这时候的饮食调补重点在于恢复气血，加速肠胃功能的苏醒，促进恶露和水分的排出，并补充体力，提高抵抗力。

本周建议食谱：红豆小米粥、山药百合、西红柿汤面、蔬菜面片、南瓜小米粥、鸡蛋羹、糙米芝麻软米饭、山药粥、养生杂菌汤、蔬菜汤。出院后第一周食谱见表3-1。

表 3-1　出院后第一周食谱

每日餐名	第一天	第二天	第三天	第四天	第五天	第六天	第七天
早餐	蔬菜鸡蛋饼	红枣玉米饼	红豆小米粥	小米南瓜粥	山药粥	杂粮粥	红枣南瓜小米粥
	枸杞南瓜小米粥	醪糟小米粥	鸡蛋羹	蒸芋头	豆沙包	素菜包	麻油小花卷
	蒸红薯	蒸山药	蒸胡萝卜	麻油蒸蛋	麻油煎蛋	蒸南瓜	鸡蛋糕
加餐	红枣藕粉羹	红枣薏仁水	红枣银耳羹	山药莲子羹	南瓜汤	红枣桂圆枸杞汤	姜丝红糖饮
	小点心	小点心	小点心	小点心	小点心	小点心	小点心
午餐	蔬菜疙瘩汤	蔬菜小面条	山药百合	紫薯软米饭	二米软饭	红枣黑米饭	黑米软饭
	胡萝卜炒鸡丁	西红柿鸡蛋饼	素炒青笋	番茄鸡蛋	清炒油麦菜	肉炒杏鲍菇	上汤菠菜
	冰糖银耳莲子羹	冬瓜鸡肉丸汤	麻油猪肝汤	玉米瘦肉汤	红枣乌鸡汤	羊肉炖胡萝卜	山药百合鱼片粥
加餐	桂花葛根粉	红枣花生汤	红豆汤	鲜玉米汁	银耳汤	黑豆汤	黑芝麻汤圆
	小点心	小点心	小点心	小点心	小点心	小点心	小点心
晚餐	彩色小馄饨	麻油小花卷	西红柿汤面	双色小馄饨	鸡汤蔬菜面	糯米红豆软饭	发糕
	香菇炒油菜	肉末蒸娃娃菜	蔬菜汤	蚝油生菜	银芽鸡丝	菜心烧豆腐	香菇鲜虾球
	丝瓜鸡蓉汤	杂菌汤	彩椒炒口蘑	白灼娃娃菜	清炒菜花	山药瘦肉汤	淮山公鸡汤
加餐	大米小米粥	黑芝麻糊	红糖蛋花汤	黑芝麻汤圆	山药银耳羹	鸡汤小面片	木瓜牛奶
	小点心	小点心	小点心	小点心	小点心	小点心	

- 第二周：养腰固肾、收缩内脏和骨盆腔。

产后第二周，体力和肠胃功能稍微恢复，调补重点要放在收缩内脏和骨盆，调节脾胃功能。因为脾胃是气血生化之源、后天之本，与营养吸收、内脏收缩密切相关，调补到位才能帮助产妇吸收营养，帮助子宫收缩，预防和减轻腰酸背痛的症状。

本周建议食谱：杜仲腰花汤、红枣乌鸡汤、鲫鱼豆腐汤、羊肉胡萝卜、莲子猪肚汤、当归枸杞骨头汤、当归黄芪猪心汤、鲜藕排骨汤、红枣黑米饭及各种时令蔬菜。

- 第三周：滋养泌乳、补中益气。

经过前两周的精心调养，产妇身体的各种功能都已逐步恢复，母乳质量也趋于稳定。第三周的调补重点就在于滋养泌乳，补充元气。因为母乳是产妇的精血生成的，只要产后调补得宜、气血顺畅、奶水就会源源不绝，而哺乳会消耗大量能量，所以这时滋养进补是最恰当的时机。

本周建议食谱：花生猪蹄汤、排骨海带、胡萝卜鸡脚、粉蒸肉、清炖滋补羊肉汤、通草猪蹄汤、主食及各种时令蔬菜。

- 第四周：滋养泌乳、补充体力。

本周建议食谱：西兰花海参、木瓜鲫鱼汤、虫草花鸽子汤、红枣龙眼炖牛肉、麻油蒸肘花、主食及各种时令蔬菜。

（三）月子餐制作步骤

主要分为三个步骤：制作前的准备工作、制作中、制作后处理。

1. 制作前的准备工作

（1）制定月子餐食谱。母婴护理员可以按照以上原则，并根据产妇的口味制定月子餐的食谱。

（2）采购。要选择没有农药污染的绿色蔬菜、水果，在正规商场里购买经过检验检疫的肉类。

2. 制作中

月子餐制作要掌握以下几个原则：

（1）处理生菜和熟食的菜板、刀具、抹布要分开。

（2）煲汤主料乌鸡、排骨等可以凉水下锅，微火慢煮，以保持营养成分。

（3）炒菜时应注意色、香、味俱全，既有营养又能使产妇享受到就餐的快乐。

（4）营养搭配要均衡，不宜让产妇天天都吃大鱼大肉，那样会使产妇因摄入热量太多而迅速发胖。在保证营养的同时，应适当准备些蔬菜和水果。

3. 制作后处理

（1）将使用过的炊具清洗干净放回原处。

（2）将灶台、灶具周围清理干净，清扫地面并用墩布擦干净。

（3）等产妇就餐后收拾好餐具，清洗干净，并将可以保留的汤菜加保鲜膜放在冰箱中。

母婴护理小贴士

产后可以给产妇补充一些缓解紧张和忧虑的营养物质，比如粗粮、全麦、核桃、花生、大豆、葵花籽、新鲜蔬菜蘑菇及动物肝脏等，同时可以补充多种维生素，维生素缺乏也会引起身体不适。

第三节　产妇专业护理

一、顺产侧切或剖宫产伤口护理工作

（一）顺产侧切伤口护理

1. 保持清洁

每次大小便后要用温开水冲洗；勤换卫生巾，避免恶露长时间浸泡伤口。

2. 防止伤口裂开

大便时宜先收敛会阴部和臀部，然后坐在马桶上，可有效地避免会阴伤口裂开。

3. 避免伤口污染

产后最初几天宜采取侧卧位，即伤口在上，避免恶露流出感染，待4～5天后便可采取左右轮换卧位；注意会阴切口的情况，如果伤口缝合术后1～2小时出现剧烈疼痛，应马上与医生联系，及时进行处理。

4. 避免伤口感染

当伤口出现肿胀、疼痛、硬结，并在挤压时有脓性分泌物时，应在医生的指导下，提前拆线引流或扩创处理，配合治疗。

5. 注意饮食

注意补充蛋、瘦肉，促进伤口修复；多吃新鲜青菜和水果，多喝猪蹄汤等汤饮，除细粮外应吃些粗粮，不吃辛辣及刺激性食物。

（二）剖宫产护理

1. 术后卧姿

术后 6 小时内去枕平卧位，头偏向一侧。6 小时后最好采取侧卧微屈体位，使身体和床成 20°～30°，可将被子或毛毯垫在背后，以减轻身体移动时对切口的震动和牵拉痛。

2. 术后活动

术后知觉恢复后，就应该进行肢体活动。鼓励产妇早翻身、早拔导尿管、24 小时后下床活动，以促进肠蠕动利于排气，利于恶露排出。下床时先行侧卧，以手支撑身体起床，避免直接用腹部力量坐起。在咳嗽、笑、下床前，用手及束腹带固定伤口部位。

3. 术后进食

术后 6 小时内应禁食，6 小时后可饮白开水或流质食物，排气后可进食。禁糖、奶类，以免胀气。切忌吃辣椒、葱、蒜等刺激性食物。鱼类含一种有机酸物质，它有抑制血小板凝集的作用，不利手术后的止血及伤口的愈合，在伤口未恢复的情况下应减少鱼类的摄入。平时多饮用温热水，这些都能促进肠管的蠕动。

4. 术后排便

剖宫产后应按平时习惯及时大小便，避免由于疼痛致使腹部不敢用力，大小便不能及时排泄会造成尿潴留和大便秘结。拔尿管后，只要有尿意，应努力自解小便，避免发生尿路感染。要注意勤换内裤及卫生巾，确保会阴部清洁。会阴发痒时不要抓，更不要用不洁净的物品擦洗，防止发生感染。

5. 不要过早负重

剖宫产一般 5～7 天出院，两个月内不要负重。

二、恶露观察处理与会阴护理

（一）恶露的观察

要注意观察（或辅导产妇自己观察）产妇的恶露情况是否正常，尤其是要注意恶露的质与量、颜色与气味的变化，可以估计子宫恢复的快慢，有无异常。

在产褥期，产后子宫的重量将从 1000 克减少到 50 ～ 60 克，体积也不断缩小，6 周后恢复到孕前大小。子宫复旧好坏，可以从子宫底下降和恶露情况来估计。产妇恶露淋漓不断，到"满月"时还有较多的血性分泌物，有臭味；下腹部痛、腰酸；产后 6 周检查时，子宫还没有恢复到正常大小，质地软，有压痛等，都是子宫复旧不全的表现。

有些恶露属于异常情况，应当引起注意：

（1）如果产后 2 周，恶露仍然为血性、量多、伴有恶臭味，有时排出烂肉样物，或者胎膜样物，子宫复旧很差，这时应考虑子宫内可能残留有胎盘或胎膜，随时有可能出现大出血的危险，应立即去医院诊治。

（2）产后发生产褥感染时，会引起子宫内膜炎或子宫肌炎。这时，产妇有发热、下腹疼痛、恶露增多并有臭味等症状，而且恶露的颜色也不是正常的血性或浆液性，而呈混浊、污秽的土褐色。

（二）会阴伤口处理

检查伤口有无渗血、血肿及感染情况，发现异常应让产妇及时到医院诊疗。每日清洗一次会阴，产后恶露、分泌物等若不及时清洗，容易上行感染，引起妇科炎症。清洗会阴时，先将不锈钢或瓷质容器、纯棉毛巾用开水煮烫，洗净手，准备适量温水（可加适量高锰酸钾），用流水的方法冲洗，洗后用毛巾擦干。保持会阴部清洁，用消毒会阴垫可以预防感染。

三、乳房护理

（一）乳房胀痛、乳汁淤积的处理

产后 3 天内，因淋巴和静脉充盈，乳腺管不通畅，乳房逐渐胀实、变硬，触之疼痛，可有轻度发热，一般产后一周乳腺管畅通后自然消失。也可用下述方法缓解：

尽早哺乳。产后半小时内开始哺乳，促进乳腺管通畅。哺乳前热敷乳房，可促进乳腺管通畅。在两次哺乳间期冷敷乳房，可减少局部充血、肿胀。

按摩乳房。哺乳前按摩乳房，方法为从乳房边缘向乳头中心按摩，可促进乳腺管通畅，减少疼痛。

佩戴乳罩。乳房肿胀时，产妇穿戴合适的具有支托性的乳罩，可减轻乳房充盈时的沉重感。

（二）少乳的处理

少乳是指产后乳汁分泌不足，不能满足婴儿生长发育的需要，或产后乳汁分泌甚少乃至全无。

对于出现乳汁分泌不足的产妇，其应对处理方法有：

（1）鼓励产妇树立母乳喂养的信心。

（2）指导其正确的哺乳方法，按需哺乳、夜间哺乳、勤哺乳以刺激乳汁分泌。

（3）调节饮食，加强营养，多喝汤。

（4）保证充足的休息睡眠，进行适当的户外活动。

（5）按摩、热敷，哺乳期间进行乳房按摩，每日两次，促进血液循环，刺激乳汁分泌。

第四节 产妇身心恢复

一、产后身体测查

（一）测血压

发现产后血压升高，应叮嘱产妇的家属不要让其生气、激动，并求助医生，按照医生的建议来照顾产妇。

（二）测体温

产妇产后 24 小时内由于分娩疲劳，体温轻度升高，但一般不超过 38℃。产后 3～4 天，因乳房肿胀，体温有时可达 39℃，持续数小时，最多不超过 12 小时。如产后体温持续升高，要查明原因并与产褥感染鉴别。

（三）测脉搏

由于胎盘循环停止、循环血量变少，加之产褥期卧床休息，产妇脉搏较慢但规律，一般为每分钟 60～70 次。

（四）测呼吸

因产后腹压减低、膈肌下降，产妇呼吸深且慢，约为每分钟 14～16 次。当产妇体温升高，呼吸和脉搏均加快时，应注意心肺的听诊，如有异常应及时报告。

（五）产后排尿功能的检查

剖宫产、滞产的产妇要特别注意排尿功能是否通畅，预防尿路感染；多饮水。

（六）乳房的检查

检查乳头有无皲裂，乳腺管是否通畅，乳房有无红肿、硬结，乳汁的分泌量是否正常。

二、产后心理调适

分娩之后产妇从长时间的紧张中解放出来，精神上会感到轻松，但身体又陷入一种虚弱状态，头痛、疲倦、出汗、腹痛等各种不适都出现了，紧接着进入以婴儿为中心的忙碌状态。有些产妇会情绪不稳定，因微不足道的小事儿烦躁，或心情不舒畅，闷闷不乐。

（一）适应身份的转变

现在很多产妇是独生女，从小习惯以自我为中心，现在突然发生角色转换，家庭从 10 个月的以孕妇为中心突然变成了现在的以宝宝为中心，会觉得自己不受重视、不被关心了。不仅如此，还要去关心照料宝宝。产妇有时会产生失落感。这时，丈夫和家人的关心就显得十分重要，母婴护理员要帮助产妇接受家庭角色的变化和情感转移。

（二）与家人的关系

如果有条件，可以让产妇的母亲来照顾月子，这样可以使产妇心情放松。如果是婆婆照顾，就要搞好婆媳关系，这要双方都做出更多的心理调节来适应。有时，宝宝的性别或健康也是引起家庭矛盾的一个因素，有人重男轻女，也有人想要女儿却生了儿子，还有人觉得孩子没有想象中的可爱漂亮。此时，母婴护理员需要鼓励产妇接受现实，无论孩子是否如愿，都是生命最珍贵的礼物。

（三）对宝宝的照顾

很多新妈妈总是感到自己责任重大，对是否能照顾好宝宝没有信心。而月子里的实际情况也往往是手忙脚乱、身心俱疲，这也是引起产妇焦虑的原因。此时，母婴护理员应多跟产妇交流育儿经验，帮助产妇减缓焦虑情绪，慢慢学会照顾孩子。此外，在哺乳问题上，要充分鼓励，给产妇信心。

● 服务案例

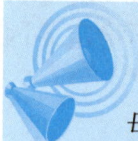

母婴护理员要关注产妇洗澡时间

母婴护理员王某干活勤快，尤其做饭特别好吃，对产妇、新生儿也都照顾得很好，加上性格开朗，产妇家里人都非常喜欢她。产妇林某是剖宫产产妇，产后体虚出汗厉害。一天，王某在家里做饭，产妇林某由于剖宫产刀口的原因，产后一直是擦浴，现在已经20天了，想自己洗洗澡，护理员王某提出协助产妇一起冲澡，产妇委婉地拒绝了，让王某先准备家里的午餐。

王某一直在厨房忙活，准备午餐。过了段时间，产妇老公回来了。回家以后先看了看孩子，听到卫生间有水声，就问起了宝妈进去以后洗多久了。王某一直在做饭也没看具体时间，就记得时间很长了。王某去敲了敲门，里面没有回应，喊了几嗓子也没有回复，这才开始着急。产妇老公用力把卫生间门撞开，一看产妇晕倒了。两人手忙脚乱地把产妇抱到床上，开始唤醒产妇。还好发现得及时，没有出现严重的后果。

家博士点评：

产妇产后体虚，洗浴时间应控制在20分钟以内。母婴护理员应该陪伴在旁边，如有不适，能及时发现。如果产妇不希望陪同，可以间隔

5～10分钟敲门，问问情况。嘱咐产妇尽量不要插门，有情况可以随时发现。

浴室温度不宜过高，否则容易使浴室里弥漫大量水蒸气，导致缺氧，使本来虚弱的产妇站立不稳，发生危险。

母婴护理员在上户服务过程中，一定要细心细致，考虑周到，避免发生危险。

家博士答疑

问：博士，我在上户过程中发现有一些产妇，平时性格挺好，产后就特别多疑，总跟家里人吵架，而且动不动就哭，更严重的还发生了想伤害孩子的想法，这是为什么呢？

答：产妇经过妊娠、分娩、哺乳这些生理过程，会引起内分泌、体内激素剧烈的急剧变化，尤其分娩带来的不安和体力消耗，使身心暂时无法承受。加上产妇长时间对分娩、育儿的不安，积累成精神压力，容易造成产后抑郁症。

预防产后抑郁，母婴护理员在服务过程中要避免在精神上刺激到产妇，多与产妇沟通，多关心产妇，和家人一起为产妇营造舒适、安心、温暖的家庭氛围。当产妇表现得烦躁、忧虑、易发脾气时，要给予抚慰。一旦产妇出现较为严重的症状，就必须尽早请专业医生给予治疗。

练习与提高

1. 如何观察恶露？
2. 月子餐的制作原则。
3. 如何指导产妇洗头、刷牙、洗澡？
4. 剖宫产产妇护理的要点有哪些？
5. 乳房胀痛怎么护理？
6. 少乳的护理方法是什么？
7. 如何护理顺产侧切伤口？

第四章 新生儿专业护理

学习目标

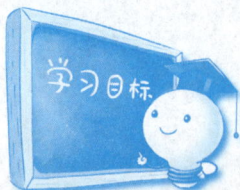

（1）掌握新生儿生理特点。
（2）掌握新生儿常见症状护理方法。
（3）掌握新生儿意外伤害预防与处理方法。

　　新生儿脱离母体开始独立生活，生活环境发生了巨大的变化，新生儿自身适应能力又弱，因此，要做好新生儿专业护理，为婴儿的生长发育奠定良好基础。

第一节　新生儿脐部护理

一、基本概念

　　脐带是胎儿和胎盘相连接的一条纽带，宝宝出生后医生将脐带结扎、剪断，留下约 1 ～ 2 厘米残断。脐带一般在 3 ～ 14 天脱落，有时也因结扎手法不同 20 多天才脱落。宝宝出生后，脐带的护理是不可忽视的，护理不当就会诱发脐炎。所以，脐部护理至关重要。

二、脐带护理

（一）脐带脱落前的护理

　　1.洗澡时的护理：洗澡时澡盆内的水位不宜过高，占盆体的1/3，洗澡时间控制在 7 ～ 10 分钟。

2. 洗澡后的护理：脐部保持干燥，用棉签蘸碘伏或 75% 的酒精，由脐根到脐轮，依次由内向外顺时针方向擦拭消毒，每天消毒 2～3 次，然后穿上衣物及纸尿裤。

（二）脐带脱落后的处理

1. 洗澡时护理

如果脐部仍有少量分泌物或仍稍湿时，洗澡时应注意避免淋水，保持其干燥；如果愈合良好并且干燥，则不需刻意避免淋水。

2. 洗澡后护理

仍用碘伏或酒精常规清洁消毒。

3. 注意事项

（1）保持脐带干燥，避免摩擦，适时消毒，保持清洁。

（2）脐带未脱落或刚脱落但仍不干燥时，洗澡应尽量避免沾水，应保持脐部干燥。

（3）用酒精棉签消毒时，应由脐根到脐轮从内向外依次消毒，切忌无规律乱擦，以免污染其他部位，引起感染。

（4）脐部无红肿及脓性分泌物，脐带干燥，一般能于 3～14 天自然干燥脱落。但因结扎手法不同，也有 20 多天才脱落的。如脐部干燥，即使脐带脱落较晚也无大碍。

（5）注意观察新生儿脐部有无红肿、分泌物等现象发生，有则应加强护理，必要时及时就医。

（6）如果新生儿穿纸尿裤，应尽量避免尿裤的边缘摩擦新生儿脐部。

三、脐炎的护理

脐炎是新生儿常见病之一，是指新生儿脐部有黏液、脓性分泌物并发出臭味，脐窝周围皮肤发红。

（一）脐炎的原因及症状

原因：脐带护理不当，或脱落前后敷料被粪、尿污染，或脐带被产道内细菌污染。

症状：脐带脱落后伤口延迟不愈，脐部红肿、有分泌物。

（二）护理措施

（1）脐带脱落之前脐部干燥时，先用干净的医用棉签蘸上75%的酒精或者碘伏擦拭患儿脐部的表面，将脐痂软化，然后用一只手的拇指和食指扒开脐部，另一只手换一支干净的医用棉签，蘸上酒精或碘伏深入到宝宝的脐窝深处（根部）擦一圈，再换一支干净的医用棉签擦一圈，直到脐部干净。

（2）发现脐部渗液，先用干净的医用棉签，深入到脐窝深处擦一圈，吸走渗液，然后再用蘸上酒精或碘伏的医用棉签，深入脐窝根部进行消毒，直到脐部没有任何分泌物为止。

（3）脐部渗血时，处理方法与吸取渗液一样，在根部消毒时可以将棉签多压一会儿。

（4）脐带脱落之后脐部干燥时，按照干燥的消毒方法，继续消毒2～3天。脐痂脱落之后可以继续消毒，一直消毒到没有渗液，然后再消毒3天。

母婴护理小贴士

坚持每天消毒脐带，直到脐带结痂脱落、肚脐完全正常为止。

如果出现轻微的脐炎，可用碘伏或75%的酒精擦拭。

不要把脐带包在尿布或纸尿裤里，防止尿液对其造成污染，如果被尿液污染，要及时消毒、保持干爽。

服务案例

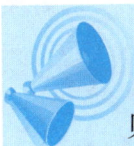

脐带结扎不紧会影响脐带脱落

贝贝出生二十几天了脐带还没有脱落，脐部没有干燥的迹象，比较鲜活。母婴护理人员一看认为，这应该是医生结扎脐带的手法较轻，导致身体仍然给这部分供血，这样到满月也不会掉下来，就建议妈妈带贝贝到医院处理。妈妈带贝贝回到出生时的医院重新结扎，过了1周脐带就脱落了。

家博士点评：

宝宝脐部结扎不紧而导致脐带鲜活，应回到出生的医院重新结扎。由于每个医院结扎的手法和材料不同，有的是用橡皮管套住的，有的是用丝线系的，应回到出生医院，便于医生给予及时的处理。

第二节　新生儿用品消毒

一、基本概念

消毒是指采用物理、化学等方法杀灭或清除致病的微生物。新生儿生活用品包括新生儿使用的卧具、餐具、玩具和家具。

新生儿的免疫能力弱，适应外界环境能力较差，应对其生活用品进行严格消毒。消毒时应根据生活用品的性质选用不同的消毒方法。

二、消毒方法

（一）物理消毒法

1. 利用日光和通风消毒

将新生儿的衣服、被褥、布制玩具等放在日光下，暴晒 4～6 小时即可达到消毒目的。坚持每天开窗通风，虽不能杀灭空气中的病原微生物，但能大大降低空气中的有害微生物的数量。

2. 焚烧污染物品消毒

对于传染病患儿使用过的某些物品，可采用燃烧的方法进行消毒杀菌（如污染过的废纸、敷料，可在搪瓷类耐高温的物品中倒入少许 90% 的酒精，然后点燃消毒，但要注意安全）。

3. 煮沸消毒

新生儿的餐具、毛巾、手帕等应定期进行煮沸消毒，水开后 10 分钟即可。

（二）化学消毒法

1. 擦拭法

用化学药物擦拭被污染的物体表面。如用威露士消毒液可将其按照 1∶9 的比例，兑水擦拭地面、家具（高档家具除外）、陈列物品和铁制玩具。

2. 浸泡法

将生活用品浸泡在消毒液中，浸泡时溶液的浓度和浸泡时间的长短视消毒物品的性质而定。对污染较严重的物品，不但消毒液的浓度要加倍，而且浸泡的时间也要延长。对塑料玩具采用擦拭消毒，或用消毒液浸泡的方法消毒。

3. 熏蒸法

感冒流行期间或家中有流感患者时，可采用食醋熏蒸法，对室内空气进行消毒。每立方米用3～10毫升的食醋，加2～3倍水加热熏蒸。熏蒸时新生儿要暂时离开，门窗要紧闭1～2小时，然后再打开进行通风。

（三）新生儿生活用品的清洁、消毒

1. 卧具的清洁、消毒

每周清洗及晾晒一次被褥。清洗时使用经国家有关部门检验合格的中性、无磷的洗衣液（最好是婴儿专用）。如果是被大小便污染过的被褥，则应当先清除污物再进行清洗。

每天用清洁的湿布擦拭婴儿床。

2. 餐具的清洁、消毒

（1）奶瓶、奶嘴的清洁、消毒。

用刷子清除残留奶液，用流动水冲洗干净。进行高温消毒，可以用水煮沸，奶嘴在水沸腾3分钟后取出，奶瓶要在10分钟后取出；也可以放入微波炉中消毒，奶瓶与奶嘴分开放置，用最高温加热2分钟。取出后放置在消毒的碗柜中，盖上干净纱布备用。

（2）碗筷的清洁、消毒。

用流动水清洗干净。如果患有消毒伤寒或细菌性痢疾，碗筷则应煮沸10～15分钟，用清水洗净后再煮5分钟。如果患有病毒性肝炎，碗筷则应煮沸20～30分钟，洗净后再煮沸5分钟。

（3）玩具的清洁、消毒。

准备小盆、小毛巾等，将要清洁的玩具集中起来。干净盆内加温水，将集中起来的玩具放入盆中浸泡20分钟。用干净的小毛巾擦洗或用手搓洗玩具表面的污物。洗涤后的玩具再用清水冲洗一遍，最后用小毛巾擦干或晾干。电动类玩具先用干净湿布擦拭，再用酒精棉擦拭，最后晾干。对于需消毒的玩具，其消毒程序为：将玩具清洗干净→在3%的"84"消毒液中浸泡30分钟→用清水刷洗2～3遍→用小毛巾擦干→置于日光下晾晒。

（4）家具的清洁、消毒。

新生儿的手、口动作较多，自我控制能力较差，所以在新生儿活动范围内的家具每天都需要进行清洁和消毒。通常做法是用干净的湿布擦拭灰尘，使用经国家有关部门检验合格的家具消毒剂进行消毒。

母婴护理小贴士

婴儿哺乳用品和餐具是婴儿接触最多的用品，用后要及时清洗、消毒。

选择消毒液时，一定注意选天然成分，警惕含氯消毒液。这类消毒液刺激味较强，会引起咳嗽、咽喉发炎等呼吸系统疾病。婴儿年龄越小，越容易出现呼吸系统的疾病。

婴儿的生理特点，决定了婴儿的衣物更换较频繁。清洗婴儿的衣物要与成人的分开，如果使用洗衣机，要用婴儿专用洗衣机。避免衣物间交叉感染。

第三节　新生儿腹泻、呕吐护理

一、新生儿腹泻、呕吐概况

新生儿多在出生后 12 小时内开始排大便，大便呈绿色或黑绿色黏稠状，一般 2～3 天可排净，此时大便称为胎便。吃母乳后，大便渐转为金黄色糊状，每日 2～4 次。如喂配方奶粉，大便呈淡黄色，较干稠、多成形，每日 1～2 次。有个别新生儿的大便比较稀，呈绿色，有时有些水分，但这并不一定是腹泻。

腹泻由多种因素引起，其中由病毒、细菌、霉菌等微生物感染所致者多见。腹泻是宝宝最常见的疾病之一，以春秋季节发病率较高。由于宝宝消化系统未发育成熟，防御感染能力差。腹泻时如不能及时补水，可能导致严重后果。慢性腹泻也是儿童营养不良的主要原因之一。引起婴幼儿腹泻的原因有很多种，只有针对病因进行治疗，才能有效控制病情，不要在病因未明的时候，自行服用治疗腹泻的药物，尤其是抗生素和止泻药。

呕吐是新生儿最常见的症状之一，也是某些疾病的最初表现症状，同时，也是最容易被忽视的病症之一。健康的新生儿也会出现溢乳、吐奶甚至大口呕吐的症状，这多因为吃得过饱或因贲门括约肌发育不完善、张力差造成的。

二、常见腹泻症状及护理

（一）常见腹泻症状

1. 细菌感染性腹泻

细菌性痢疾就是细菌感染性腹泻，在婴幼儿中比较常见。

此种腹泻，大便多见黏液样、脓性、带血绿色稀水样，大便常规检查多有异常，宝宝有发热、精神差、呕吐等症状。宝宝一旦发生细菌性腹泻应立即就医。

2. 脂肪性腹泻

如果新生儿的大便泡沫多，并伴随有灰白色颗粒状物体，这说明新生儿是因为脂肪消化不良引起的腹泻。肥肉和动物油都含有硬脂肪酸，不容易吸收，因此新生儿发生脂肪性腹泻时，要减少油脂食物的摄入。

很多产妇为了下奶，会喝猪蹄汤、鸡汤等荤腥较大的汤水，当摄入过多时，新生儿喝过母乳后就会腹泻，而且不会自愈，这就要求产妇调整饮食结构。这种情况下，做山药江米稀饭和煮苹果给产妇吃，对缓解因母乳引起的脂肪性腹泻效果不错。

3. 饥饿性腹泻

对于这种腹泻，服用止泻药是没有效果的，必须增加新生儿饮食的摄入量，如果母乳不足，可添加配方奶。

新生儿时期，有的产妇为了让新生儿多喝母乳，即使母乳量不足也坚持不添加配方奶，结果新生儿出现拉稀、绿便，体重也不增加。这种情况就要从改变产妇的观念做起，告诉产妇要慢慢来，在奶水不足的情况下，应适量添加奶粉，等母乳分泌多了，新生儿可以吃饱了，再停止喂奶粉，这样才不至于引起饥饿性腹泻。

4. 消化不良性腹泻

新生儿吃奶量和消化量不成正比会引起腹泻。有的产妇为了让新生儿多吃奶，不按规定比例调配奶粉、自行减少加水量，过多的奶粉导致新生儿消化不了，从而引起腹泻。

对于这种腹泻，不应单服止泻药，应以助消化为主，调整饮食结构。在调配奶粉时要注意正确的配比，若新生儿依然由于消化不良而产生腹泻，可给新生儿口服妈咪爱或健胃消食液。

5.肠道菌群失调性腹泻

这种腹泻大便稀水样、次数多，单服用止泻药也是无效的，应服用益生菌制剂，使肠道恢复正常菌群结构。

6.乳糖不耐受性腹泻

乳糖不耐受的原因是新生儿身体内缺乏乳糖酶，肠道内的乳糖得不到分解，就会发酵，从而导致腹泻。这种腹泻，给新生儿服用低乳糖或无乳糖配方奶制品，即可治愈。

（二）腹泻的预防

新生儿腹泻，多数原因是产妇的生活理念、饮食习惯造成的。知道了腹泻的原因，对症下药进行预防就会事半功倍。

首先，让产妇少吃生冷的食物。

其次，不要让产妇吃不卫生、过期或发霉的食物。

最后，秋季是腹泻的高发季节，建议产妇尽量少去公共场所，避免感染。

服务案例

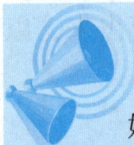

大便稀不一定是腹泻

婷婷出生时体重较轻，吃奶的力量也非常弱，吃一会儿就睡着了，所以摄入的奶量不够。月子期间，婷婷每天大便能达到 5～6 次，颜色发绿，妈妈见了非常着急。

家博士点评：

婷婷大便次数增多、颜色发绿，其可能的原因：一是因为吃不饱，胆汁分泌过多造成；二是如果添加了配方奶粉，里面含铁量较高也会导致大便发绿、发黑。

三、常见的呕吐症状及护理

（一）呕吐的原因及症状

1. 生理性（功能性）呕吐

新生儿食管较松弛，胃容量小，呈水平位，幽门括约肌发育较好而贲门括约肌发育差，肠道蠕动的神经调节功能较差，腹腔压力较高，所以容易出现溢奶或呕吐。生理性呕吐是新生儿正常发育的一个过程，在不进行治疗的情况下可以康复。这种呕吐大多发生在剖宫产的孩子或早产儿身上。生理性呕吐包括三种。

（1）新生儿溢奶。

每次吃完奶后，会有少量奶液从嘴角流出。有时新生儿睡了约半个小时，会有大口奶液溢出。溢奶时有奶块，像豆腐脑似的，但不带胆汁样物。溢奶前后，新生儿没有任何不适的感觉，溢后可立即吃奶，精神好，一天可溢次数。新生儿的生理性溢乳，不影响生长发育，溢奶一般会在3个月后渐轻，不需要担心。

溢奶时的处理：

①如新生儿仰睡，溢奶时可先将其侧过身，让溢出的奶流出来，以免呛入气管。

②如新生儿嘴角或鼻腔有奶流出时，首先用干净的毛巾把溢出的奶擦拭干净，然后把新生儿轻轻抱起，按拍嗝时的体位拍其背部一会儿，待新生儿安静下来（或睡熟）再放下。

③将擦拭过奶的毛巾及被溢奶弄湿的新生儿衣服、小被褥等清洗干净，晾干备用。

新生儿溢奶处理办法视频

（2）咽下羊水引发的呕吐。

新生儿出生后不久就开始呕吐，第一次喂奶后，吐得更严重了，吐

出的物质中有泡沫样的黏液。这是咽下羊水引发的呕吐，新生儿的羊水吐完就会停止。咽下羊水引发的呕吐，除了呕吐外没有其他异常，并不影响新生儿发育。

母婴护理小贴士

与溢乳不同的是，新生儿咽下羊水引发的呕吐，呕吐物中有泡沫样的黏液，而溢乳吐出来的主要是白色的奶液。

咽下羊水后的呕吐在宝宝出生4～5天后就会消失。有的新生儿出生20多天发生呕吐时，吐出的物质也有黏液状物质，但家长一定要知道这时新生儿吐的不是羊水，而是胃里的黏液和消化液，应该及时带新生儿去医院检查。

（3）喂养不当导致的呕吐。

产妇总是认为孩子吃不饱，未出医院就要求每次给孩子喂90毫升奶。新生儿的胃哪有那么大？所以孩子吃进去就又吐出来。

这种情况在日常护理中屡见不鲜，有的母乳喂养的产妇，婴儿一哭就喂，以为婴儿饿了，导致喂养的次数过于频繁，乳量过多，引起婴儿消化功能紊乱。

还有的情况是，婴儿吃完奶之后没有拍嗝就放下，胃里空气没有排出来，容易引发吐奶；婴儿刚吃完奶接着换尿布，一提小脚丫，刚吃的奶就吐出来了；有的家长在婴儿吃完奶后接着把大便，婴儿一使劲就容易吐奶出来。

喂养不当导致呕吐的婴儿，大便酸臭、有奶瓣，呕吐前会出现不适甚至痛苦的表情，呕吐后会有轻轻的"哼哼"声，好像在呻吟，肚子硬梆梆的。这种情况下可以给婴儿服用一些帮助消化的药物。

婴儿吃完奶之后，要竖起来拍嗝，让婴儿把胃里的空气排出来；吃奶之后换尿布或尿不湿时注意力度，轻抬、轻放，不要把婴儿的脚部抬得过高，这些做法的改进都有利于解决宝宝的呕吐问题。

2.病理性呕吐

如果新生儿出生后 24 小时就开始呕吐，或吃后就吐，量较多，甚至呈喷射状，除呕吐外还伴有其他症状体征，即病理性呕吐。

（1）病理性呕吐的原因：贲门松弛、贲门痉挛、幽门痉挛等；外科疾病引起的呕吐，如消化道畸形、消化道梗阻以及其他肠胃道疾病；内科疾病引起的呕吐。

（2）部分病理性呕吐症状及对应病症：

①从出生后 2～3 周开始出现呕吐，呈喷射状，每天数次，多于进食后半小时发生，呕吐量有时比进食量还要多，呕吐物中没有黄色胆汁，吐后食欲正常，但新生儿出现消瘦，皮肤干燥而有皱褶，小便正常，大便越来越少，应是先天性幽门壁肥厚引起的幽门狭窄所致。

②出生后 1～2 天没有胎便排出，或排出少量胎便，2～3 天出现腹胀现象，并呕吐胆汁、黄水，经灌肠后有大量胎便排出，但几天后又反复，有可能是先天性巨结肠，此病危险，须外科手术治疗。

③出生 3～9 个月的婴儿，突然发生呕吐，阵阵哭闹，排出果酱样或带血丝大便时，多由肠套叠引起。如果发现得早，不需外科手术，仅用空气灌肠就可以将肠套叠复位；若不能及时发现，延迟了治疗，就必须手术，而且有危及生命的可能，应该细心观察。

④婴儿发生急性感染时，如上呼吸道感染、肺炎、肠炎、脑膜炎等，也会出现呕吐现象，这时除呕吐外还会伴有咳嗽、发热、腹泻甚至抽搐等症状，应注意观察。

（二）呕吐的护理

用奶瓶喂奶时要注意橡皮奶头孔眼不要过大，防止婴儿吸奶过急。喂奶次数不要过多或喂奶量过大。

喂奶前不要让婴儿过于哭闹，不要吸吮带眼的假乳头；喂奶时要使奶瓶中的奶水充满奶头，这样可以防止婴儿胃内吸入过多的空气而导致呕吐。

喂奶后不要过早翻动婴儿，要把婴儿竖抱起来，轻轻拍打背部，待其"打嗝"再放回床上，或将床头抬高，形成右侧位睡姿，可以防止婴儿呕吐时发生窒息或引起吸入性肺炎。

病理性呕吐应及早送医院进行诊治。

● **服务案例**

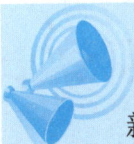

新生儿病理性呕吐要早治

新生儿朵朵，患有先天性无肛症。因无法正常地排泄通气，一出生就发生了病理性呕吐。通过外科手术，医生给朵朵装了人造肛门，解决了朵朵的排泄痛苦，病理性呕吐也同时被治愈。

家博士点评：

新生儿呕吐是指胃内容物和一部分小肠内容物在消化道内逆行而上，自口腔排出的反射性动作，是消化道机能障碍的一种表现。造成新生儿呕吐的原因有很多，如新生儿朵朵，就是因无法排泄通气造成的病理性呕吐，只有通过手术加以解决。所以护理上要首先分清楚是哪种原因导致的婴幼儿呕吐，针对不同的原因给予不同的处理。

第四节　新生儿意外伤害处理

一、基本概念

新生儿意外伤害是指因意外因素导致新生儿身体受到伤害的事件。

造成新生儿意外伤害的原因主要在于家长（监护人）、护理人员缺乏安全意识、麻痹大意，疏于对新生儿的看护，或居室布局、物品放置使用不合理。

成人要加强安全意识，创造相对安全的生活环境，消除环境中的一切不安全的因素，提高意外伤害的应急处理能力。一旦发生意外伤害，要沉着、冷静并及时处理，尽量减少新生儿的痛苦。

二、摔伤、烫伤、外伤出血的应急处理

（一）摔伤

一旦发生摔伤，应仔细检查，分情况进行针对性处理。

1. 轻度擦伤

轻度擦伤时先用淡盐水冲洗伤口，再用75％酒精棉签消毒，不用包扎。

2. 局部青紫淤血

局部出现青紫淤血时不要立即按揉，应先用冷毛巾冷敷1小时。1天后，改用热毛巾热敷，每日热敷1～2次，每次30分钟。

3. 重摔伤

不要惊慌，不要随意搬动婴儿，要立即拨打120，不能随意搬动宝宝。

母婴护理小贴士

冲洗伤口周围皮肤时，污水不要流入伤口。

如伤口内有泥沙、污物，一定要冲洗干净，防止引发伤口感染。

切忌在伤口表面贴创可贴，因创可贴吸水性和通气性较差，不利于伤口分泌物的流出，导致继发性感染。

伤口处理2～3天后，若出现红肿或有渗液，应提醒家长去医院处理。

（二）烫伤

新生儿烫伤容易发生在以下几种情况：一是用暖水袋保温时，温度过高或放得离宝宝太近；二是洗澡水太热或先倒热水时，不经意把宝宝掉入热水中；三是抱着宝宝时，不经意碰倒热水器皿，烫伤宝宝。

烫伤划分Ⅲ度：Ⅰ度烫伤会造成皮肤发红有刺痛感；Ⅱ度烫伤发生后会看到明显的水泡；Ⅲ度烫伤则会导致表皮破溃，伤至真皮层。

一旦出现烫伤，如果客户不在家，应第一时间通知客户，并及时进行处理；如果客户在家，要配合客户共同做好处理。烫伤处理的方法是：

1. 紧急处理

一旦发生烫伤后，立即将被烫部位放置在流动的水下冲洗，使烫伤部位降温，这样不仅可以有效地降低烫伤的严重程度也可以减轻疼痛。同时将外衣脱去，用剪刀剪开内衣。

2. Ⅰ度烫伤的处理

Ⅰ度烫伤时，经降温处理后，局部仅出现红斑，可外涂常用的烫伤膏，既帮助愈合伤口，也可以预防感染。

3. Ⅱ、Ⅲ度烫伤

如烫伤严重，出现水泡或破皮，降温后用无菌纱布覆盖，立即送医院诊治。

母婴护理小贴士

宝宝发生烫伤时，不要惊慌，不要生硬粗暴地给孩子脱衣服，更不要乱抹碱面、牙膏、酱油、肥皂等。

（三）外伤出血

婴儿经常因无意识磕碰，出现皮肤表面擦伤或出血，应做以下处理：

如果仅是擦伤，有红肿，可将伤处清洗干净，抹上香油，香油有很好的消炎作用，而且不会引起疼痛。

如果伤口较浅，可在家处理。首先应该清洗伤口，把伤口内的污染物冲洗干净，然后用碘伏消毒伤口及周围皮肤，并更换干净碘伏棉球反复消毒，且每次消毒的范围不断缩小。不需要包扎。

如果伤口较深，面积较大，应对伤口做简单处理、包扎，然后去医院做进一步的检查处理。

三、呛奶、异物入侵的应急处理

（一）呛奶

新生儿吃奶过程或吐奶后，奶汁误入了气道，叫作呛奶。新生儿呛奶，一是由于吃奶太急，引起的吞咽和呼吸不协调；二是由于贲门括约肌发育不成熟造成溢奶，引起呛奶。呛奶严重者奶汁可直接吸入肺部造成吸入性肺炎，甚至奶汁堵塞了气道，发生呼吸困难和缺氧，称为"呛奶窒息"，严重时会危及生命。

新生儿呛奶处理办法视频

呛奶的预防及处理如下：

（1）首先要让新生儿少食多餐，每次不要间隔时间过长，不要使新生儿过度饥饿。

（2）喂完奶后，将新生儿轻轻竖着抱起来，让新生儿头部靠在肩部。一手托着新生儿的臀部，一手呈空心掌由腰际向上轻叩新生儿背部，使新生儿将吃奶时吞入胃内的气体排处，时间因人而异。

（3）若无气体排出，可给新生儿换个姿势，继续轻叩新生儿背部。

（4）拍完后将新生儿放到床上，以右侧卧位为宜。

（5）新生儿发生呛奶时，面部青紫、没有哭声，出现四肢挣扎状。这时应迅速托起新生儿，一手呈"八字"状扶住新生儿下颌，手掌小鱼际接触新生儿前胸，保持宝宝气道通畅。将新生儿翻过身来，呈头低脚高状，夹于腋下。另一只手呈空心掌状，从新生儿腰际向上部位，力度略大，重复叩击，直至呛至气管的奶液流出。如无流出，可将新生儿翻过身来，含住口鼻，做吸气状，将奶液吸出。身旁还有其他人，可刺激新生儿足底涌泉穴，并及时拨打120。

（二）异物入侵

在婴儿阶段，一些体积小的物品极易通过婴儿的鼻孔和口腔误入气管造成危险，若发现婴儿剧烈咳嗽、呼吸困难，应紧急采取下列措施：

（1）立即抓起婴儿双脚，让其头朝下，用空心掌拍打其背部，使其将吸入的异物咳出。

（2）婴儿出现异物入侵时，护理人员坐于凳子上，双脚呈90°，左脚往前半步，使双膝呈高低状，一手呈"八字"状扶婴儿下颌，手掌小鱼际接触婴儿前胸，保持婴儿气道通畅，将婴儿放于双腿上。婴儿前胸部紧贴护理人员的膝部，头部略低。护理人员以适当力量，用掌根拍击婴儿两肩胛骨中间的脊椎部位。一般拍击4～5次，异物可被咳出。如未见异物咳出，可将婴儿翻过身来，用食指、中指放于上腹部（脐部上2指），向内向上推压5次。2种动作可反复进行，直至异物咳出。

（3）及时拨打120。

母婴护理小贴士

发生气管误入异物后，大人常会给婴幼儿拍后背或用手去抠，岂知这样更会使异物进入气管的深处。婴幼儿发生气管侵入异物，应一边采取抢救措施，一边打120，及时送医院抢救。

服务案例

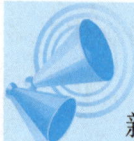

生死时速

新生儿宝宝被爸爸传染感冒引起肺炎，治疗1周基本治愈。某天，宝宝吃奶后睡了大约40分钟，突然哭了一声，紧接着吐出一口黄色的黏液，因为宝宝躺着，黏液一下堵住了气管。母婴护理员一看不好，先是将宝宝抱起，头部略低进行拍击。未见好转，立即抓起宝宝双脚，让其头朝下，用空心掌拍打其背部，紧急将宝宝送往医院，宝宝及时得到了救治。医生说，若不是母婴护理员采取的措施得力，再晚5分钟后果将不堪设想。

家博士点评：

上述案例告诉大家，一是母婴护理员采取的措施非常正确。从第一时间发现，叩背未停，而且姿势正确；二是一定要让新生儿避免感染源；三是新生儿睡觉要采取侧卧，避免液体进入气管。

家博士答疑

问：什么是脐茸？

答：脐茸是胎儿时期卵黄管闭塞后远端黏膜残留物，外表颜色稍红，很像一小块外表湿润的粉红肉，一般约黄豆粒大小，位于肚脐中央，分泌物不断，有时流少量的血性物。脐轮高、脐锅特别深的宝宝有可能出现脐茸。

练习与提高

1. 如何进行新生儿脐部护理？

2. 如何进行新生儿餐具的清洁消毒？

3. 如何进行新生儿腹泻、呕吐护理？

4. 如何进行新生儿烫伤的处理？

第五章 婴儿护理

学习目标

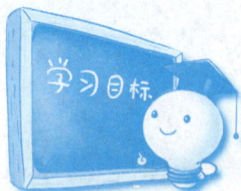

（1）掌握婴儿生活照料的知识、技能。
（2）掌握婴儿常见疾病的护理知识。
（3）掌握婴儿生长监测、预防接种相关知识。
（4）掌握教育训练的知识和方法。

第一节　婴儿生活护理

婴儿期是婴儿指从出生到1周岁。这一时期是婴儿生长发育最快的时期，也是肠胃功能较弱、抗病能力较差的时期。因此，一定要注意婴儿的合理喂养，在照料宝宝过程中逐渐培养婴儿良好的卫生习惯。

一、正确包裹新生儿

新生儿的小腿稍向外弯曲，是子宫内的环境造成的，属于正常的生理现象，随着生长发育会自然变直。

（一）正确的包裹方法

让新生儿躺在毯子的对角线上，将一侧的角拉起包住新生儿，对折放在新生儿臀下，再将下角折起，后将另一侧角拉起折放于身体另一侧身下。

气温较低时，给新生儿上身穿合适的衣服，用柔软的绒布或棉布齐腋下包住，胸部以成人手能插入为宜，使新生儿双腿保持蜷曲状态，能自由伸缩。

（二）注意事项

不要打"蜡烛包"。不要把新生儿双臂紧贴躯干、把双腿拉直用布、毯子进行包裹，并在外面用带子捆绑起来，打成"蜡烛包"。

"蜡烛包"限制新生儿胸廓的运动，影响其胸廓和肺脏的发育。"蜡烛包"使四肢活动"失去自由"，使肌肉和关节内的神经感受器得不到应有的刺激，会影响大脑和全身的发育。

包裹新生儿时，咽部不要包得过紧。

正确包裹新生儿视频

二、正确托抱新生儿

托抱新生儿，正确的方法是将新生儿横抱在怀里，上身肢体要放松，肘关节约呈 $80°$，使新生儿头颈部靠在肘窝，前臂与手掌托住其背部与臀部，另一只手扶住髋部。

正确托抱新生儿视频

三、为新生儿更换尿布

尿布分为布尿布和纸尿裤两大类，更换方法为：

（1）更换前将所有必需品（干净尿布、专用毛巾、专用盛温水的小盆、护臀霜等）放在伸手能够到的地方。

（2）用一只手将新生儿双足轻轻抬起，另一只手将尿布由前向后取下，顺便用未污染的尿布边缘擦拭会阴部和臀部，然后对折，将屎尿裹在尿布里面，将其丢掉。

（3）用专用盆、专用毛巾蘸温开水将臀部洗净、擦干，涂抹适量护臀霜。

（4）如选用纸尿裤，先将干净纸尿裤展开抚平，然后轻轻抱起宝宝放在上面，再将纸尿裤固定在脐下。注意粘条不能粘到新生儿皮肤上。

（5）如选用纯棉布或豆包布（纱布）尿布，可将条形尿布放在三角形尿布上，男孩前端垫厚些，女孩后面垫厚。先垫条形尿布，再将三角形尿布垫好。

四、婴儿饮食护理

（一）哺乳

1. 母乳喂养

（1）母乳喂养的意义。

母乳营养丰富，新鲜卫生，且含有多种预防疾病的抗体，是婴儿的最佳食物。进行母乳喂养，不仅便于婴儿消化吸收，减少疾病的发生，还可以使其得到母亲更多的爱抚。

母乳是最佳的天然营养品，是任何婴儿奶粉都不能代替的。母乳喂养可满足婴儿同时期生长发育的营养素需求，提供生命最早期的免疫物质，减少婴儿疾病的发生；可以促进婴儿肠道的发育，提高对母乳营养素的消化、吸收和利用；可以促进婴儿神经系统的发育，减少婴儿成年后代谢性疾病的发生。

母乳喂养对产妇也有极大的影响，可以促进母乳乳汁分泌；促进子宫收缩，减少产后出血，加速子宫恢复；有助于产后体重下降，促进体形恢复。母乳喂养还可以降低产妇患乳腺癌、卵巢癌、子宫内膜癌的概率。

新生儿出生后 1 小时是敏感期，且在出生后 20～30 分钟吸吮反射最强。如果此时没能得到吸吮体验，以后的吸吮能力将会受到影响。母婴接触的时间越早，母婴间感情越深，对宝宝的心理发育越好。因此，正常足月新生儿在出生后 30 分钟内，就应开始吸吮乳头，及早获得初乳，并促进产妇乳汁的分泌。

产妇产后 7 天内所分泌的乳汁，称为初乳。初乳呈黄白色，稀薄似水样，内含丰富的蛋白质和矿物质、乳糖和少量脂肪，最适合新生儿的消化要求，能增强新生儿的抗病能力。根据对产后 1 ～ 16 天的母乳营养成分的分析结果表明，初乳中免疫球蛋白含量很高，尤其是其中的免疫球蛋白 A。免疫球蛋白能保护新生儿娇嫩的消化道和呼吸道黏膜，使之不受微生物的侵袭，而这些免疫球蛋白在新生儿体内含量是极低的。如果用母乳进行喂养，可使其在出生后一段时间内具有防感染的能力，就相当于给宝宝打 1 次预防针。初乳中含有多种有益细胞，如中性粒细胞、巨噬细胞和淋巴细胞，它们有直接吞噬微生物异物、参与免疫反应的功能，能增加新生儿的免疫能力。所以，初乳被称为第 1 次免疫，对宝宝的生长发育具有重要意义。初乳可以使新生儿的胎粪尽早排出。因胎粪中含有大量胆红素，其中 50% 能被肠道重吸收，所以初乳能减少高胆红素血症发生的机会。初乳中含有生长因子，能促进小肠绒毛成熟，可防止不全蛋白质代谢产物进入血液，以防止发生过敏反应。初乳中的磷脂、钠、维生素 A、维生素 E 等含量也高。

（2）母乳喂养的方法。

①掌握母乳喂养的时间、次数和数量。

鼓励产妇在产房内就开始母乳喂养。婴儿出生后立即吸吮乳头，有利于产妇迅速分泌乳汁。产妇每侧乳房至少喂 5 分钟，交替喂两侧乳房；尽量排空乳房，以增加乳汁分泌量。2 个月内的婴儿按需喂哺；在婴儿有吃奶的愿望或因产妇需要时，随时喂哺，既让婴儿获得充足的乳汁，又可以有效地刺激乳汁分泌。

喂哺时间最好选择在母婴双方都精神饱满、愉快的时候，产妇把心理感受和体验传递给婴儿，能提高喂养的情绪和质量。注意总结婴儿吃奶的规律，理想的喂哺时间最好根据婴儿需求进行调节。一般来说，满月时 90% 的婴儿可以建立起适合自己规律的、基本稳定的吃奶习惯和时间。

②判断母乳是否充足。

母乳充足可通过以下几方面判断：婴儿吸吮时有"咕噜咕噜"的吞咽声；哺乳时产妇有下乳感，哺乳后乳房变柔软；婴儿感到满足，表情快乐，反应灵敏，入睡时安静、踏实；婴儿每天换尿布 6 次左右，大便每天 4～6 次，最多不超过 8 次，呈金黄色糊状；婴儿体重平均每周增加 150 克左右，满月时要增加 600 克以上。

③哺乳准备。

产妇在哺乳前应洗净双手，用毛巾蘸清水擦净乳头及乳晕，保持乳头清洁、干燥。如遇有乳头下陷、回缩的情况，可用吸杯进行每日的牵拉吸引练习，使之达到正常的位置便于婴儿吸吮。产妇应选择吸汗、宽松的衣服，擦洗乳房的毛巾、水盆要专用，以免交叉感染。哺乳期乳罩不应有塑料托，内衬用柔软、清洁、干燥的棉织品，便于随时吸收溢出的乳汁。如果乳汁过多，可使用吸奶器将剩余乳汁吸净，防止患乳腺炎。

哺乳时用手轻压乳房帮助乳汁流出，在两次喂奶之期保持乳房干燥。婴儿每次吃完后，可挤出一点乳汁涂在乳头上，防止乳头擦伤或皲裂，不要用肥皂、酒精、碘酊进行清洗。

④正确的喂奶姿势。

正确的喂哺姿势有 3 种：

坐位哺乳。产妇坐在高度适中、软硬适宜、直背、没有把手的座椅上，放松背部和双肩，也可在脚下垫个小凳，帮助产妇保持体位松弛、舒适。把婴儿放在产妇胸前，躺在臂弯里，鼻尖对准乳头，胸贴胸，腹贴腹。

卧位哺乳。产妇可采取侧卧的方法喂哺婴儿，但一定要保持清醒，以免压伤婴儿，造成婴儿窒息。婴儿侧卧到产妇胸前，身体相贴，产妇用手掌托住婴儿的颈背部，使婴儿的头朝向乳房，嘴和乳头处于同一水平位置。

环抱哺乳。产妇坐在靠背椅上，背部紧靠椅背，两腿自然下垂到地面。婴儿在产妇腋下，产妇用前臂、手掌及手指托住新生儿，使婴儿头部与身体保持一直线，身体转向并贴近产妇，面向乳房，鼻尖对准乳头。同时，产妇另一手呈"C"字形托起乳房，或采用食指与中指呈"剪刀状"来夹住乳房（奶水喷流过急时采用）。哺乳侧怀抱婴儿的胳臂下垫一个专业喂奶枕或家用软枕。这种体位可使产妇哺乳方便而且舒适。

哺乳时要与婴儿有视觉沟通，结束后采用趴肩抱、竖托抱将婴儿竖起来，轻轻拍背帮助婴儿排出吞咽时吸入的空气。

（3）产妇下奶的方法。

产妇要对自己乳汁的分泌建立信心，保持一种平和的心态。增加给婴儿喂奶的次数。乳汁不够吃时，不要急着给婴儿增加乳制品类食物，饿了就让婴儿勤吸吮乳头。做到早接触、勤吸吮、多刺激。产妇要注意保持营养均衡，膳食应满足热量的需要，食物中要含有丰富的维生素和矿物质。可多吃一些下奶的食物，如鲫鱼、鲢鱼、猪蹄、豆腐、丝瓜、核桃仁、芝麻等，做到粮、豆、菜、果、奶、鱼、蛋、肉平衡摄入。产妇哺乳期每日进食量参考值（须因人而异），见表5-1。

表5-1　产妇哺乳期每日进食量参考值

五谷杂粮	500～600克
蛋	2～3个
鱼（或禽或畜肉）	200～250克
牛奶	250毫升
蔬菜	500克（其中绿叶蔬菜占半）
水果	适量
汤水	1000～1500毫升

适当增加运动。坐在床上做展胸、转体动作。做轻松的家务劳动。按摩乳房，从乳房的底部向乳头方向疏捋，动作要轻柔，不要力量过大。

（4）母乳喂养操作流程。

①喂奶前先给婴儿换好清洁尿布。

②洗净双手，用温热的湿毛巾擦净乳头及乳晕。

③乳房过胀应先挤掉少许乳汁，待乳晕发软时开始哺喂。

④用乳头刺激婴儿口唇，待婴儿张大嘴时，迅速将全部乳头及大部分乳晕送进婴儿口中。

⑤退奶时用手按压婴儿下颌，退出乳头，再挤出一滴奶涂在乳头周围，并晾干。

⑥喂奶后，将婴儿竖抱怀中，用空心掌（四指伸直并拢自然前倾与拇指并拢，至掌心凹陷）轻轻拍打后背，至其打嗝排除吞咽的空气。如未能拍出嗝，则可多抱一段时间。放在床上时让其右侧卧位，避免呛奶。

注意事项：护理人员应指导产妇避免奶水太急，防止哺乳婴儿时发生呛奶。防止乳房堵住婴儿鼻孔，发生婴儿窒息。避免因含接姿势不正确造成乳头皲裂。

（5）母乳喂养的禁忌。

母乳是婴儿最佳的营养品，一般都应力争母乳喂养，只有当哺乳可能危及婴儿或哺乳母亲健康时，才不得不终止母乳喂养。一般说来，有以下情况的哺乳母亲不宜用或应暂停母乳喂养：

①产妇患有严重心脏病、肾脏病、重症贫血、恶性肿瘤时，为了避免病情加重，不宜用母乳喂养婴儿。

②产妇患有某些传染病，如活动性肺结核、传染性肝病等，为了避免传染给新生儿，应采取母婴隔离，而不宜用母乳喂养带者并非哺乳的禁忌症；产妇患某些急性传染病时，可将乳汁吸出，经消毒后喂哺。

③产妇患有精神病、癫痫病，为保护婴儿的健康和安全，不宜母乳喂养。

④产妇乳房患病，如严重的乳头皲裂、乳头糜烂脓肿、急性乳腺炎等，应暂停母乳喂养。

⑤产妇患糖尿病时，血糖控制不佳，需要胰岛素治疗者，以及甲状腺功能亢进患者服用抗甲状腺药物时，不宜给婴儿哺乳。

⑥产妇轻微感冒时，应戴上口罩哺乳，如果感冒发热，体温超过38.5℃时，应当停止给新生儿喂奶，待感冒痊愈后再恢复哺乳。

⑦艾滋病病毒感染者、吸毒者，不宜哺乳。

⑧过敏性疾病、梅毒感染者，不宜哺乳。

另外，婴儿如果患有某些疾病，如半乳糖血症、苯丙酮尿症等，要禁止母乳喂养。

母婴护理小贴士

婴儿的喂养是门很大的学问。建议出生后母乳喂养越早越好。如果产妇暂时没有分泌乳汁，也应尽量让婴儿吸吮乳头，以促进乳汁分泌，增进母婴感情，也利于母体因分娩造成的产后伤口的愈合。

哺乳时采取正确的姿势，且最好是一边乳房吸空喂饱后，下一次再换另一边乳房，不需太讲究定时，每次以吃饱吃好为原则：即婴儿吃奶后，不哭不闹、且体重正常增长。

2. 人工喂养

由于多种因素不能进行母乳喂养而使用配方奶粉进行喂养的方式，称之为人工喂养。

人工喂养坚持按需喂养的原则。新生儿食量各不相同，存在个体差异，1天总量按照150～200毫升/千克体重大致计算。新生儿一般2～3小时喂奶1次，第一次喂奶量为7～10毫升，1～2周一般每次吃奶

60～90毫升，3～4周每次100毫升，以后再酌量增加。两次喂奶中间，适当给新生儿补充水分（多选择白开水），水量以不超过奶量为宜。

（1）人工喂养操作流程。

人工喂养的操作程序可分为3个步骤：配奶前的准备及奶粉配置→喂养中的操作→喂奶后的操作。

①配奶前的准备及奶粉配置：清洁双手，取出已经消毒好的备用奶瓶。参考奶粉包装上的用量说明，按新生儿体重将适量的温水加入奶瓶中。用奶粉专用计量勺取适量奶粉放入奶瓶中摇匀。将配好的奶液滴到手腕内侧，感觉温度合适便可以给新生儿食用。

②哺乳中的操作：给新生儿喂奶，以坐姿为宜，肌肉放松，让新生儿头部靠着产妇肘弯处，背部靠着前臂处，呈半坐姿态。先用奶嘴轻触新生儿嘴唇，刺激新生儿吸吮反射，然后将奶嘴小心放入新生儿口中，注意使奶瓶保持一定倾斜度，奶瓶里的奶始终充满奶嘴，防止新生儿吸入空气。中断给新生儿喂奶时，只要轻轻地将小指滑入宝宝嘴角，即可拔出奶嘴，中断吸奶动作。

③哺乳后的操作：与母乳喂养后的拍嗝操作相同。哺乳后，马上将奶瓶中剩余的奶液倒出，将奶瓶、奶嘴分开清洗干净，放入水中煮沸消毒，取出备用。

（2）准备喂哺用品。

①喂哺用品见表5-2。

冲调奶粉视频

表5-2　喂哺用品一览表

数量	准备项目	数量	用途及注意事项
1	250毫升大奶瓶	3～4个	用于喂奶，用完立即消毒（pc或玻璃制品）
2	120毫升小奶瓶	2个	用于喝水、果汁

续表

数量	准备项目	数量	用途及注意事项
3	奶嘴	6个	奶嘴应该用3个月后更新1次
4	奶瓶消毒锅	1个	可选购水煮式、蒸汽式、微波式
5	奶瓶刷	1个	清洗奶瓶及奶嘴
6	奶瓶保温筒	1个	外出时方便携带，用于保温
7	奶瓶加热器	1个	婴儿没能1次喝完奶时，可暂时保温
8	果汁压榨器	1个	婴儿2个月后喂果汁时使用
9	奶粉	2～3罐	婴儿的主要食物
10	婴儿葡萄糖	1盒	补充能量，增强抵抗力

②奶嘴型号的选择。要根据婴儿的月龄选择合适的奶嘴。新生儿使用SS号。随着月龄的增加逐渐改为S号、M号。

（3）注意事项。

①避免配方奶液温度过高烫伤新生儿，还要防止奶嘴滴速过快，以免发生新生儿呛奶。

②避免奶瓶、奶嘴等用具消毒不洁而造成新生儿口腔、肠胃感染。

③严格按照奶粉包装上建议的比例用量冲调奶粉。

④新生儿奶粉冲调参考：1～2周时一般每次吃奶60～90毫升，3～4周时每次吃奶100毫升，以后再酌量增加。

⑤新生儿存在个体差异，食量各不相同，一日总量按照150～200毫升/千克体重大致计算，每餐吃奶量大致平均分配，但注意掌握总量。

⑥两次喂奶中间，适当给新生儿补充水分（多选择白开水），水量以不超过奶量为宜。

⑦喂奶时，要指导产妇尽可能多与新生儿进行目光交流，说说话，培养母婴感情。

⑧若喂奶时间长，奶水渐凉，期间应加温至所需温度，再继续喂养。

3. 混合喂养

母乳不足，加配方奶粉补充，这种方式称混合喂养。

（1）母乳不足的判断。

①婴儿吃奶时间长，听不到吞咽声。

②睡眠不佳，时间不长就哭闹，且来回转头寻找奶头。

③大、小便次数减少，量也少。

④体重不增加或增加缓慢。

（2）混合喂养的方法。

①坚持母乳优先的原则，要先吃母乳，每天坚持按时母乳喂养，每天不少于 3 次，哺乳时间不少于 15 分钟。

②每次哺乳时，要在吸空两侧乳房后，再增加配方奶粉进行补充。

③每个婴儿进食量不同，每天喂奶次数也应有所不同。

④喂哺用品的准备及奶具消毒办法同人工喂养。

（3）喂奶操作流程。

①哺乳前准备：清洁双手，取出已经消毒好的备用奶瓶。按照婴儿需要补充的量调适奶粉（方法参见人工喂养）。将奶滴在手腕内侧，测试温度适中。

②哺乳：产妇取坐姿托抱婴儿。先让婴儿吸吮母乳，将两侧乳房吸空。补充配方奶粉，操作与人工喂养相同。

③喂奶后操作：将婴儿竖起，轻拍背部，待其"打嗝"排出吞咽的空气。注意观察婴儿精神、睡眠、大小便情况，逐步摸索适合婴儿的添加次数和配奶比例。

（4）注意事项。

①婴儿的奶粉配置不宜过浓，应根据婴儿的吸收和消化能力进行适当调整。

②注意奶瓶、奶嘴及盛奶器具等用品的清洁和消毒。

服务案例

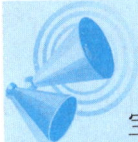

科学护理宝宝

　　宝宝出生 7 天了，母婴护理员进家后发现，宝宝 2 天没大便，而且妈妈的乳房一点也不涨，宝宝要不停地吃，怀疑妈妈母乳不足。奶奶坚决不信，说这是孩子在"攒肚"。母婴护理员告知妈妈，如果宝宝没吃饱，大便是绿色的而且有酸味。征得妈妈同意后，母婴护婴员用细棉签蘸着香油给宝宝通了通肛门，不出所料，宝宝排出的大便是绿色的、很稀，气味很酸，奶奶一看就心疼地哭了。母婴护理员立即采用混合喂养的方法，给宝宝加上奶粉。宝宝不哭闹了，大便正常了，晚上睡眠也好了。

　　家博士点评：

　　宝宝之间的个体差异是很大的，对母乳是否充足一定要做出准确的判断。一旦发生母乳不足，要立即补充奶粉。否则，会影响宝宝的生长发育。

（二）辅食添加

　　婴儿在 4～6 个月后，需要添加泥糊状辅助食品，一方面满足婴儿的营养需求，另一方面锻炼婴儿的咀嚼能力，以促进咀嚼肌的发育、牙齿的萌出和颌骨的正常发育，以及胃肠道功能和消化酶活性的提高。同时，也为婴儿断奶做准备。

1.辅食添加原则

　　（1）由流食到固体食物。一般先加流食，如米汤等；然后加半流食，如米粉糊、稀粥等；逐渐增加到固体食物，如饼干等。

　　（2）由少到多。添加食物最初可少喂些，以后逐渐增加。如米粉最初添加1勺，半月后逐渐增加至3勺；蛋黄最初添加1/4，逐渐增加到1/2。

（3）由一种到多种。每次只能加1种，经过4～5天，如果婴儿没有出现消化不良或过敏反应，精神、食欲均正常，可再添加第2种，切勿操之过急。

（4）选择恰当的时间。添加辅食最好在喂奶之前，因为饥饿时容易接受辅食。如婴儿生病或天气炎热，可暂缓添加，以免引起胃肠道消化功能紊乱。

（5）注意卫生。添加辅食最好定时定量，吃的东西要新鲜，注意食品卫生。

（6）切忌强迫婴儿进食。

2. 辅食添加顺序

辅食添加顺序见表5-3。

表5-3　我国卫计委辅食添加指南表

月龄	6月龄	7～9月龄	10～12月龄
食物性状	泥状食物	末状食物	碎状、丁块状、指状食物
餐次	逐渐增加至1餐	4～5次奶，1～2餐其他食物	2～3次奶，2～3餐其他食物
谷类	选择强化铁的米粉，用水或奶调配，开始少量（1勺）尝试，逐渐增加到每日1餐	强化铁的米粉，稀粥或面条，每日约30～50克	软饭或面食，每日50～75克
蔬菜、水果类	开始尝试蔬菜泥（瓜类、根茎类、豆荚类）1～2勺，然后尝试水果泥1～2勺，每日2次	每日碎菜25～50克，水果20～30克	每日碎菜50～100克，水果50克
肉类	尝试添加	开始添加肉泥、肝泥、动物血等动物性食品	添加动物肝脏、动物血，鱼虾、鸡鸭肉、红肉（猪、牛、羊肉等），每日25～50克
蛋类	暂不添加	开始添加蛋黄，每日自1/4个，逐渐增加至1个	1个鸡蛋

3. 辅食的制作

制作婴儿辅食前，要洗净食材、餐具和双手。制作辅食时，最好不要添加香料、味精、盐、糖等调味料，且不宜油腻。

（1）泥糊状食物制作。

①米粉糊。严格按照米粉包装上的用量说明调配，通常1标准计量勺米粉配35～40毫升温奶或温水，调成糊状。

②蛋黄泥。将鸡蛋放入冷水中煮，水开后煮5分钟，取出蛋黄。可直接用少量水或米汤，也可用熟牛奶和蛋黄一起捣拌成泥状，用小勺喂食。

③蛋黄粥制作方法。用2匙大米洗净加水120毫升，浸泡1～2小时，用微火煮40～50分钟，再把适量蛋黄研磨后加入粥锅内，再煮10分钟左右即可食用。

④菜汁和菜泥的制作方法。将蔬菜（菠菜、白菜或莴笋叶等）洗净切碎加适量水煮沸3～5分钟左右，上层清的就是菜汁，将菜捞出再蒸2分钟捣成泥状，将粗纤维渣去除就是菜泥，可直接喂食。

⑤肝泥的制作方法。将猪肝洗净去掉筋膜，切成条状，放入料理机搅碎，放少许水煮烂，捣成泥状，用小勺喂食。也可以将肝泥放入粥、面条中混合喂食。

（2）固体食物制作。

婴儿6个月以后，其口腔唾液淀粉酶的分泌功能日益完善。神经系统和肌肉控制等能力发育也较为成熟，而且舌头的排解反应消失，可以掌握吞咽动作，消化能力增强，已能吃一些固体食物。在乳牙萌出逐渐增多时，增加固体辅助食品，可以训练婴儿的咀嚼动作和咀嚼能力，刺激唾液分泌，促进牙齿增长。

①制作固体食物的原料。制作固体食物的原料包括谷类、肉类、鱼类、蛋类、蔬菜类等多种食物。

②编制7～12个月婴儿一周食谱。7～12个月婴儿的饮食中，乳

类的摄入和各类辅食的引进同等重要，不可偏废。注意在食谱编制中考虑辅食的制作方法，要适合此年龄阶段的特点，多以粥、面、馄饨等形式，逐渐增加食物种类。烹调方式以蒸、煮、煨的方法为主，不加盐。年龄越小，奶量摄入相对越多，同时酌情减少辅食的摄入量。一周食谱示例见表5-4。

③编制13～18个月要幼儿一周食谱。13～18个月婴幼儿的饮食，逐步以固体、半固体代替乳类。在保证每日乳类的摄入量的基础上，食物品种比婴儿期更应多样化。继续保持容易消化吸收的粥、面、馄饨等形式，烹调方法以蒸、煮、煨、熘方法为主等，可以加少量盐。一周食谱示例见表5-5。

4. 辅食的喂食方法

（1）给婴儿洗手、擦嘴，并带上小围嘴。

（2）一只手将婴儿抱在怀中，让其坐在自己的大腿上，背靠在臂弯中，另一只手用小汤匙喂送。刚开始喂时，有时婴儿会哭闹，用舌头往外顶，只要耐心坚持，婴儿会逐渐接受。

（3）喂食时要有耐心，少量而多次提供，婴儿吃后给予热情的鼓励，母婴护理员也可以自己做出示范动作。

（4）调整食物的色、香、味、形，诱发婴儿食欲，保持婴儿对食物的兴趣。

5. 注意事项

（1）原料必须新鲜，现吃现做。

（2）注意卫生，婴儿餐具要固定专用，认真洗刷、消毒。

（3）给婴儿喂饭时，要使用小碗、小勺，锻炼其适应餐具的能力，为日后独立用餐做准备。

表5-4 7～12个月婴儿一周食谱示例

	周一	周二	周三	周四	周五	周六	周日
早餐	奶150～210毫升; 面包1/3～1/2片	奶150～210毫升; 馒头1/3～1/2片	奶150～210毫升; 豆沙包1/3～1/2个	奶150～210毫升; 营养米粉10～15克	奶150～210毫升; 蛋糕1/3～1/2个	奶150～210毫升; 面包1/3～1/2片	奶150～210毫升; 菜包1/3～1/2个
早点	奶100～120毫升; 蛋1/2～1个	奶100～120毫升; 蛋1/2～1个	奶100～120毫升; 蛋1/2～1个	奶100～120毫升; 蛋1/2～1个	奶100～120毫升; 蛋1/2～1个	奶100～120毫升; 蛋1/2～1个	奶100～120毫升; 蛋1/2～1个
午餐	肉末菜粥: 米20克, 青菜20～30克, 肉末20～30克, 油3克	蔬菜肉末面: 面条20～30克, 青菜25～30克, 肉末20～30克, 油3克	米粥: 米20～30克, 虾仁15～20克, 豌豆泥20～25克, 油3克	荠菜肉末馄饨: 米20～30克, 面皮25～30克, 荠菜25～30克, 肉末25～30克, 油3克	米粥: 米20～30克, 鸭肉末20～30克, 胡萝卜30～40克, 油3克	菜心肉末水饺: 米20～30克, 面皮20～30克, 菜心20～30克, 肉末20～30克, 油3克	番茄末粥: 米20～30克, 番茄20～30克, 肉末20～30克, 油3克
午点	奶120～150毫升; 苹果1/3～1/2个	奶120～150毫升; 香蕉1/3～1/2个	奶120～150毫升; 猕猴桃1/3～1/2个	奶120～150毫升; 苹果1/3～1/2个	奶120～150毫升; 橙子1/3～1/2个	奶120～150毫升; 葡萄4～5个	奶120～150毫升; 梨1/3～1/2个
晚餐	肝泥碎菜面: 面条20～30克, 肝泥20～30克, 生菜25～30克, 油3克	米粥: 米20～30克, 带鱼20～30克, 茄子25～30克, 油3克	三色煨面: 面条20～30克, 青菜20～30克, 胡萝卜10～20克, 油3克	米粥: 米20～30克, 鳕鱼(去骨)20～30克, 番茄20～30克, 油3克	米粥: 米20～30克, 鸡肉末20～30克, 豆腐20～30克, 甘蓝30克, 油3克	米粥: 米20～30克, 鲳鱼(去骨)20～30克, 青菜20～30克, 甘蓝20～30克, 油3克	米粥: 米20～30克, 鲳鱼(去骨)20～30克, 青菜20～30克, 油3克
晚点	奶150～210毫升	奶150～210毫升	奶150～210毫升	奶150～210毫升	奶150～210毫升	奶150～210毫升	奶150～210毫升

表 5-5　一周食谱示例（13~18 个月）

	周一	周二	周三	周四	周五	周六	周日
早餐	配方奶 180~210 毫升；鸡蛋麦片粥：鸡蛋 25 克，麦片 15 克	配方奶 180~210 毫升；馒头 1/2~1 个；蜂蜜适量	配方奶 180~210 毫升；豆沙包 1/2~1 个	配方奶 180~210 毫升	配方奶 180~210 毫升；鸡蛋饼：面粉 50 克，鸡蛋粉 15 克，糖 5 克	配方奶 180~210 毫升；面包 1/2~1 片，蛋糕 1 个	配方奶 180~210 毫升；面包 1/2~菜包 1 个
早点	配方奶 120~150 毫升；饼干 1~2 块	配方奶 120~150 毫升；饼干 1~2 块	配方奶 120~150 毫升；饼干 1~2 块	配方奶 120~150 毫升；饼干 1~2 块	配方奶 120~150 毫升；饼干 1~2 块	配方奶 120~150 毫升；饼干 1~2 块	配方奶 120~150 毫升；饼干 1~2 块
午餐	软饭：米 30~35 克，肉末土豆丸：土豆 25 克，生菜 45 克，油 4 克	青菜肉丝面：面条 30~3.5 克，土青菜 35~45 克，生肉丝 30~35 克，油 4 克	软饭：米 30~3.5 克，虾仁 25~30 克，青菜 35~45 克，生青菜 25 克，蛋 50 克，油 4 克	四喜馄饨：面皮 30 克，虾仁蒸蛋 40 克，芋菜 40 克，肉末 25 克，香菇 25 克，鸭肉 20 克，胡萝卜干 20 克，蛋 50 克，油 4 克	软饭：米 30~35 克，苹素炒三丝 5 克，香 25 克，鸭肉 25 克，香菇卜 20 克，胡萝卜干 20 克，油 4 克	水饺：面皮 30 克，鸡蛋 50 克，虾皮 5 克，黄芽菜 45 克，油 4 克	西武煨饭：米 30 克，鸡蛋 50 克，番茄 45 克，肉末 30 克，芝士 25 克，蛋 25 克，油 3 克
午点	红枣米仁粥：米烤红薯 15 克，红枣 20~30 克；香蕉 1/2~2/3 个	红薯；红薯苹果 20~30 克，苹果 1/2~2/3 个	鲜肉小馄饨：面肉末 10~15 克，油 2 克；猕猴桃 1/2~1 个	赤豆粥：米 15~20 克，赤豆 20 克，糖 5 克，猕猴桃 1/3~1/2 个	花生粥：米 15 克，赤豆 5 克，花生酱 5 克，鸡蛋 25 克，梨 1/2~2/3，橙子 1/2~2/3 个	香菇菜包：面青菜 20 克，香菇 5 克，油 2 克，梨 1/3~1/2 个	清水蛋糕 1 个；苹果汁 100 毫升
晚餐	洋葱牛肉面：面条 25~30 克，牛肉 20~25 克，洋葱 20 克，鸡蛋 40 克，油 3 克	软饭：米饭 30 克，滑溜鱼：青鱼片 20~25 克，鸡蛋 40 克，油 3 克	五香煨面：面条 25~30 克，肉末 15 克，蘑菇 10 克，香豆干 10 克，萝卜 20 克，油 3 克	软饭：米饭 25~30 克，番茄烤鳕鱼（去骨）25~30 克，胡 35~45 克，油 3 克	软饭：米饭 25~30 克，肉末丝瓜 30 克，豆腐鸡蛋 20 克，豆腐 20 克，丝瓜 25 克，蛋 25 克，油 3 克	软饭：米饭 25~30 克，鸡丝西兰花 30 克，西兰花 30 克，油 3 克	猪肝菜心面：面猪 25~30 克，肝 25 克，菜心 45 克，油 3 克
晚点	配方奶 150~180 毫升	配方奶 150~180 毫升	配方奶 150~180 毫升	配方奶 150~180 毫升	配方奶 150~180 毫升	配方奶 150~180 毫升	配方奶 150~180 毫升

（4）初喂婴儿辅食需要耐心，不要强迫喂哺，为婴儿进食创造愉快的氛围。

（5）婴儿患病或酷暑时应暂缓添加。

（6）添加辅食后要注意观察婴儿的消化状况，及时调整摄入量。

（7）最好添加专门为婴儿制作的食品，或选择婴儿专用的辅食添加品。

● 服务案例

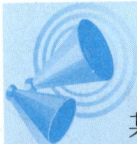

这样添加辅食对吗？

某家庭添了一对龙凤胎，爷爷奶奶高兴极了。到了宝宝们开始添加辅食时，老人们感到可有了用武之地，不仅变着花样做辅食，而且到了喂饭时，抢着奶奶一口、爷爷一口，就怕宝宝们吃不饱。先是哥哥拉肚子，第二天妹妹也开始拉，到医院一检查，宝宝们被确诊为消化不良。

家博士点评：

"要想孩子安，三分饥和寒"，让宝宝永远吃得欠一点，给宝宝的胃留出点空间，让胃得到充分的休息，才能让宝宝对下一餐产生强烈的欲望。

五、饮水护理

（一）婴幼儿补充水分的重要性

水对于婴幼儿体内的生理调节起着非常重要的作用。首先水能调节体温；其次，水还有调节人体消化、吸收、排泄的功能。婴幼儿生长发育旺盛，每天消耗水分约占其体重的 10%～15%。婴幼儿每天的饮水量与体重有直接关系：0～1岁为100～160毫升／千克体重，1～2岁为120～150毫升／千克体重，2～3岁为110～140毫升／千克体重。正确把握喂水的方法，及时为婴幼儿补充所需要的水分，是照料婴幼儿生活的必修课。

（二）喂水的方法

1. 确定水温

婴幼儿宜喝35℃～40℃温开水，夏天可适度喝凉开水。

2. 把握好时机

喂水应在婴幼儿两餐之间进行，水量一次不宜过多，掌握"勤喂少喝"的原则。

3. 复合水分的补充

（1）4个月后的婴幼儿在喂水的同时，可适当补充一些水果或蔬菜汁。

（2）4至8个月内婴儿用小奶瓶喂水。给8个月内婴儿用小奶瓶喂水，方法同喂奶。8个月后应让婴幼儿学习用杯子喝水，杯子应透明，可以在一旁看到杯内液面。

4. 及时提醒婴幼儿喝水

当婴幼儿不愿意喝水或忘记喝水时，要按时提醒、及时喂水，并想方设法让其喝上水。

母婴护理小贴士

水的总摄入量应包括奶、汤类食物和水的摄入量。天气热和婴幼儿活动量大时，还应适当增加白开水的饮用量，但不能用果汁或蔬菜汁等代替白开水。

5. 特色喂水法

①游戏喂水法。

4个月以后的婴儿已经有萌牙的先兆，牙床发痒是正常的生理现象，可以用奶瓶刺激婴儿的牙床进行左右里外摩擦，同时与婴儿做表情和语言的沟通，在游戏中让婴儿喝奶瓶中的水。

②模仿喂水法。

有意识地引导婴幼儿观察大人喝水的动作，并做出模仿示意，自己喝一口，让婴幼儿也喝一口。

③奖励喂水法。

和婴幼儿做游戏，把喝水作为一种奖励，如谁赢了谁喝水等。

④观察喂水法。

看一看：婴幼儿的舌苔厚、眼屎多与缺水有关；

闻一闻：婴幼儿的小便有异味、大便过干、过臭与缺水有关；

动一动：让婴幼儿多运动，适当消耗体力之后再喂水。

婴幼儿出汗较多、有发热腹泻症状等，应增加饮水量。

⑤随机喂水法。

喂水要少而勤，不一定按"顿"喂。

（三）注意事项

（1）给婴幼儿喂水，水中不宜放糖，尽量不给婴幼儿喝饮料，饮料中多含食品添加剂，对婴幼儿健康不利。

（2）饭前不宜给婴幼儿喂水，以免稀释胃液，不利于消化，影响婴幼儿食欲。

（3）睡前不宜给婴幼儿多次喂水，以免夜间出现遗尿，影响睡眠。

（4）用杯子和小勺喂水时，注意婴幼儿的情绪，不要在婴幼儿笑或哭的时候喂水。

母婴护理小贴士

　　婴儿从出生起就能听懂成人的语气，几个月大就能听懂成人的话。在对待婴儿喝水这件事上，成人要营造喝水的氛围，用询问的语气引导婴儿喝水，切不可紧追不舍、无时无刻提醒婴儿喝水，更不可在婴儿面前重复抱怨婴儿不愿意喝水的事。

服务案例

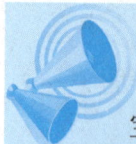

宝宝不爱喝水怎么办

　　宝宝8个月了，每天才喝20～30毫升水。有一次母婴护理员发现宝宝咳嗽，就给他煮了梨水，结果宝宝喝起梨水来比喝白开水多喝一倍。于是就每天给他定时喂水，只是把白开水换成煮的各种水果水。在他习惯了每天定时喝水后，慢慢在水果水中掺入白开水，先少量加，直至完全将水果水换成了白开水。

　　家博士点评：

　　如果宝宝不喜欢喝白开水，不妨煮点水果水给宝宝喝，然后再逐渐过渡到白开水。但要注意，一定是煮的水果水，而不能图省事将现成的果汁冲水给宝宝喝。

六、睡眠护理

　　睡眠是大脑皮层的生理保护性抑制，是恢复人体精神和体力的必要条件。睡眠有助于婴儿的脑发育，有助于记忆力的增强。新生儿每日睡眠时间可达16～20小时（见表5-6）。每个婴儿自身气质不同，家庭环境不同，睡眠规律也不一样。只要没有疾病，婴儿的睡眠时间可以由自己决定。

随着年龄的增长，婴儿的大脑皮层逐步发育，睡眠的时间可逐步缩短。

表 5-6　不同月龄婴儿的睡眠次数和时间

年龄	次数	白天持续时间（小时）	夜间持续时间（小时）	合计（小时）
初生		每日 16～20 个睡眠周期	每个周期 0.5～1 个小时	20
2～6 个月	3～4	1.5～2		14～18
7～12 个月	2～3	2～2.5		13～15

（一）为婴儿营造适宜的睡眠环境

创造适宜的睡眠环境是保证婴儿高质量睡眠的前提。尽量让婴儿在自己所熟悉的环境中睡觉，给他（她）布置一个温馨、舒适、安静的睡眠环境。

（1）卧室的环境要安静。室内光线略暗，室温控制在 20℃～23℃。窗帘的颜色不宜过深。同时，还要注意开窗通风，保证室内的空气新鲜。

（2）为婴儿选择一个适宜的床。床的软硬度适中，最好是木板床，以保证婴儿脊柱的正常发育。

（3）睡前将婴儿的脸、脚和臀部洗净，1 岁前的婴儿不会刷牙，可用清水漱口，并排一次尿。

（4）换上宽松的、柔软的睡衣。

（二）婴儿睡眠充足的标准

（1）清晨自动醒来，精神状态良好。

（2）精力充沛，活泼好动，食欲正常。

（3）体重、身高能够按正常的生长速率增长。

（三）照护婴儿入睡

1. 入睡前准备

婴儿每次入睡前应洗脸、洗手、喂少量的白开水漱口；晚上入睡前应洗屁股、洗脚，出牙的婴儿要用温水清洗口腔。婴儿睡前不要喂水过多，以免因小便影响睡眠质量；睡前应先排尿，夜间定时唤醒婴儿排尿。睡前不要让婴儿吃甜食，以保持口腔清洁，并改掉夜间吃奶的习惯。睡前一小时也不要玩得太兴奋，免得因过于兴奋而难以入睡。

2. 入睡护理

创造良好的睡眠环境，让婴儿在熟悉或感到安全的环境中睡觉。室内空气要新鲜，温度要适宜，房间安静，光线略暗，被褥要轻、软、干燥，婴儿应换上宽松柔软的衣服，全身得到放松，睡得舒服。

采取侧卧位睡眠姿势。婴儿采用这种睡眠姿势，能使全身肌肉最大限度地松弛，即使发生溢奶，也不易使呕吐物吸入呼吸道而引起窒息。向右侧睡比向左侧睡更好，这样既不会压迫心脏，又能够将所吃的食物向十二指肠移送。睡眠中可适当更换体位，如俯卧、仰卧等。

培养婴儿自然入睡的习惯，尽量减少大人陪护的时间。要有固定的睡眠时间和次数，以不影响晚上睡眠为宜。养成按时入睡，按时起床的习惯。该起床的时候，应及时唤醒婴儿。经过一段时间后，婴儿会定时自然醒来。

不要养成婴儿吸奶嘴、咬被角、吮手指入睡的习惯。婴儿睡眠的时候，可用小音量播放一些轻柔优美的音乐，使其安然入睡。

3. 注意事项

（1）不要使婴儿养成哄、拍、抱着入睡的习惯，应该将其放在床上自行入睡。

（2）室温正常的情况下，被子不要盖得过厚，即使在冬季，婴儿的房间也要经常打开窗户通风换气。

（3）以时钟为标准，督促婴儿入睡或起床。睡觉时间越准确，婴儿越容易按时睡觉。

母婴护理小贴士

　　在培养婴儿睡眠习惯时，要注意配合婴儿的睡眠周期，合理安排婴儿作息时间并严格遵守，不要轻易打乱婴儿作息习惯。

● **服务案例**

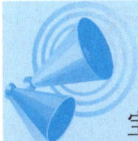

宝宝睡前哭闹不止怎么办

　　宝宝出生2个月后，到了晚上哭闹不停。于是，妈妈请教母婴护理员。母婴护理员去看了看，没发现什么问题。经了解，妈妈嫌每天洗完澡还要给宝宝做抚触和被动操太麻烦，就都取消了。宝宝白天除了吃就是睡，运动不足。母婴护理员帮助宝宝在床上爬了3圈，然后给宝宝洗了澡，做了个抚触，轻轻拍了5分钟，宝宝就睡着了。

家博士点评：

　　遇到睡前哭闹不停的宝宝，应考虑以下几点：是不是生理性哭闹；是不是想让人抱；是不是白天运动不足。

七、排便护理

　　婴儿大小便要经历由随意到能控制的过程，期间需要对其进行细心周到的照料，如更换纸尿裤、尿布，清洗和护理臀部等。由于婴儿皮肤娇嫩，使用尿布须及时更换。

（一）了解尿布种类及特点

　　尿布的种类及特点见表5–7。

表 5-7　尿布的种类及特点

尿布种类	规格	优点	缺点	说明
纸尿布	多为长方形	使用方便无须清洗，省时省力	使用一次丢弃，费用高	
布尿布	长方形、三角形	柔软、吸水性强，可使用旧布料制作	费时费水，如更换不及时，易污染裤子及包被	可以根据客户家的情况，这里对布尿布的规格不作具体设定
纸尿裤	型号与体型相符	跨裆处褶皱为双层结构，可防止大便溢出，外出使用方便	使用一次丢弃，费用高	如果仅有小便，2～3小时更换一次

（二）正确使用不同种类的尿布

1. 正确使用纸尿布

纸尿布多为新生儿使用，使用时将纸尿布平铺于床上，顺好上部系带，将婴儿臀部对准纸尿布，然后将尿布下部从裆内翻上小腹，最后用系带系住。

2. 正确使用布尿布

长条尿布垫在里面（男婴将尿布前面反折一下，女婴将尿布后面反折一下），三角形尿布包在外面。

布尿布的更换方法：

（1）让婴儿平躺在床上，轻轻拾起两脚踝和臀部，撤下脏尿布，垫上折好的干净尿布。

（2）把长方形尿布骑在婴儿裆内，三角形大尿布先将一侧腰部角折到婴儿腹部对侧按到腰下，再将尿布的顶角从裆内翻上，最后将另一侧腰部角折到对侧，掖到腰下。

3. 正确使用纸尿裤

选择吸湿性强、型号合体的纸尿裤（不建议长期使用）。

4. 尿布的清洗方法

（1）只有尿液的尿布，用清水漂洗干净后，用开水烫一次，置于日光下晒干。

（2）清洗染有粪便的尿布程序为：清水浸湿→专用刷子去除粪便→清水冲洗→盆内水倒掉→用中性肥皂搓洗→温开水烫→水稍凉后搓洗→清水漂洗干净→开水烫→日光晒。

（3）尿布长久使用会发硬，可用少许白醋兑温水，将尿布浸泡搓洗，再用清水冲洗干净，在日光下晒干。

5. 培养婴幼儿良好的排便习惯

对 2 ～ 8 个月婴儿，其睡醒后，不管排便与否，都要抱起排泄大小便。8 个月以后可扶着婴儿坐便盆，并伴以"嘘嘘"或"嗯嗯"的声音，诱导排便。如此天天坚持、反复练习，逐步养成婴幼儿定时排便的习惯。

对 1.5 ～ 2 岁婴幼儿，应培养其主动坐便盆的习惯，2 岁以后可让婴幼儿自己坐便盆。注意每次便后要将便盆清洗干净。便后要给婴幼儿洗手，有意识地帮助婴幼儿养成便后洗手的好习惯。

6. 注意事项

（1）更换尿布要一气呵成，尽量紧凑，不要脱节，所以要提前准备足够数量的尿布。

（2）尿布要及时更换，以保持婴幼儿臀部皮肤干爽，注意婴幼儿臀部清洁卫生，发现臀部潮红可涂抹护臀霜或鞣酸软膏。

（3）训练婴幼儿大小便应有耐心，只要婴幼儿有点滴进步就要鼓励表扬。偶有排泄到裤内，也不要进行训斥。

母婴护理小贴士

　　培养婴儿大小便习惯时，把尿时间不宜过长，3分钟即可。长时间处于把尿姿势，婴儿会产生排斥情绪；不要过于频繁地把尿，这样不利于肾脏和膀胱的发育；避免婴儿长时间坐在坐便器上，以致形成习惯性便秘。

八、照料婴儿洗漱

　　人的皮肤具有调节体温、感受刺激、排泄废物、保护身体不受细菌入侵等功能。婴儿皮肤由于质地细嫩、皱褶多（颈部、腋窝、腹股沟等处），皮肤排出的皮脂、汗液要多于成人，如不及时清洗，极易感染细菌，引起皮肤不适或病变。

　　另外，经常为婴儿洗澡、增加洗浴乐趣，也便于婴幼儿逐步养成良好的卫生习惯。

1. 洗漱前准备

　　给婴幼儿洗漱前要调整好室内温度（24℃～26℃），备齐清洁用品（见表5-8）。

表5-8　婴幼儿清洁用品配置

用品配置	数量	用途及注意事项
浴盆	1个	婴幼儿专用
防滑支架	1个	放在浴盆内，用于盆内防滑
沐浴露	1瓶	婴幼儿专用产品
洗发水	1瓶	婴幼儿专用产品
润肤油	1瓶	滋润皮肤，婴幼儿洗完澡后使用，也可作为抚触的润滑剂
爽身粉	1盒	浴后用于颈部、背部、腋窝、腹股沟等皮肤褶皱处
护臀霜	1瓶	预防尿布疹，臀部清洁后涂抹
大浴巾	2条	浴后保暖，用纯棉面料浴巾包裹婴幼儿全身
脸盆	1个	洗脸专用

续表

用品配置	数量	用途及注意事项
中长毛巾	3条	纯棉面料、洗头、洗脸、洗手各一条（以颜色或图案区分）
脚盆	1个	洗脚专用
毛巾	1条	洗脚专用
小盆	1个	清洗会阴专用
小毛巾	1条	清洗会阴专用
无菌棉签	1包	清拭外耳道、眼角
婴儿指甲钳	1只	为婴幼儿修剪指甲
温度计	1支	测试水温

2.洗漱的基本方法

（1）漱口、刷牙。

1岁前教婴儿漱口，用小口杯装温开水。开始时咽下无妨，逐渐教婴儿学会漱后吐出。1岁之后可教婴幼儿刷牙。

①物品准备。漱口杯、牙刷、牙膏、毛巾、清洁盆或痰盂。

②刷牙程序。漱口杯内加入 2/3 温开水→牙刷上挤上黄豆粒大牙膏→右手拿牙刷开始刷牙（刷牙时要由里向外竖着刷）→牙齿刷干净后喝水漱口→刷净牙刷→用毛巾擦净口唇水迹。

母婴护理小贴士

①开始刷牙时，要边示范边教婴幼儿掌握要领，逐渐让婴幼儿自己操作，千万别包办代替。

②刷牙时，牙刷不能进入口腔过深，以免引起恶心或呕吐。

③叮嘱婴幼儿刷牙时动作轻柔，避免过于用力，损伤牙龈。

（2）洗手。

为较小的婴儿洗手时，先用湿毛巾擦洗手心、手背，再把手指头轻轻地分开，擦净指缝间的污垢。

较大的婴幼儿洗手时，大体按以下程序进行：先将其衣抽卷起或推上去→用水淋湿双手→涂香皂→手心对搓→互搓手背→指缝交叉搓洗→横搓手腕→用清水冲净→用毛巾擦干。

（3）眼、耳、鼻腔的清洁。

①眼的清洁。用消毒棉签蘸温开水，将水挤干，由眼的内侧向外侧擦拭，然后换1支棉签用同样的方法擦拭另一只眼。

②耳的清洁。用潮湿的小毛巾擦拭耳廓、耳朵背面，还要轻轻擦拭耳后下方皱褶处。

③鼻腔清洁。婴幼儿如因鼻痂堵塞鼻腔哭闹不安时，可用消毒棉签蘸少量温开水，挤干后轻轻插入鼻腔旋转，将鼻痂卷出。再用棉签蘸香油润滑鼻腔，注意动作要轻柔，棉签千万别插得过深。

（4）洗脸。

①抱起婴儿。先将柔软小毛巾对折后，包裹婴儿，将婴儿抱起。

②擦洗左侧。用毛巾由左眼内侧向外擦，再擦左脸颊部。

③擦洗右侧。用毛巾由右眼内侧向外擦，再擦右脸颊部。

④擦洗前额至发际。将叠好的毛巾打开再对折，擦前额至发际。

⑤擦洗口周及下颌。用毛巾擦口唇周围及下颌。

随着婴幼儿年龄的增长，为婴幼儿洗脸可逐渐由用脸盆过渡至用流动水。

母婴护理小贴士

①给婴幼儿洗脸，要注意压住耳廓，不要让水流进外耳道，不要使用肥皂类物品，以免刺激婴幼儿皮肤。

②洗完擦干后，涂抹婴幼儿专用护肤霜。

③给婴幼儿洗脸动作要轻柔，逐渐教会婴幼儿自己洗脸。

（5）洗头。

①盆中放入适量温水（38℃～40℃），将婴儿抱起，使其仰卧在自

己前臂上，左手拇指和中指从枕后压住婴儿耳廓，使其盖住外耳道。

②用左肘臂弯和腰部夹住婴儿下肢，右手用小毛巾将婴儿头发浸湿，涂少许洗发露揉搓，注意洗发水不要流入婴儿眼里。

③用清水冲洗头发，再用干毛巾擦干。

④用干净的湿毛巾擦脸、颈部、耳后，最后用干棉签擦拭外耳及耳孔周围。

（6）洗脚。

为婴幼儿洗脚，要掌握以下方法和步骤：

①洗脚盆内放入40℃左右温水，试温后，将婴幼儿双脚放入盆内，水面达到婴幼儿脚踝部位即可。

②洗脚的步骤：洗脚心→洗脚背→洗脚趾缝→用干毛巾擦干双脚。

（7）洗臀部。

为婴幼儿清洗臀部，要掌握以下方法和步骤：

①专用盆内放入40℃左右温水，试温后放入专用小毛巾。

②将婴幼儿裤子脱到膝盖处。

③较小的婴儿要将其抱在怀里，托起臀部；较大的婴幼儿可示意其蹲下，将小盆放在其臀下。

④用另一只手持小毛巾清洗臀部，其顺序为：两大腿内侧→会阴部→肛门周围。

⑤清洗完毕，用柔软、干净的小毛巾将臀部轻轻擦干。如发现臀部皮肤红或尿布疹应涂护臀霜或5%鞣酸软膏。

⑥为婴儿穿好裤子。

母婴护理小贴士

①给女婴洗臀部，动作要轻柔，要按照从前往后的顺序先洗会阴部，再洗肛门部位，洗后会阴部不抹爽身粉。

②每2周给男婴清洗一次阴茎，轻轻将污垢洗去，最后洗肛门部位。

（8）洗澡。

新生儿出生 24 小时后即可洗澡，最好每天 1 次，时间安排在上午喂奶之前或晚上睡觉之前。洗澡频率可随季节和婴幼儿的具体情况而定，如夏天出汗多可每天洗 2 次，冬季天气寒冷也可 2～3 天洗 1 次。给婴幼儿洗澡的具体操作如下：

①洗浴物品准备齐全：浴盆、沐浴露、洗发水、大浴巾、换洗衣物等。

②关闭门窗，室温保持 24℃～26℃、水温 38℃～40℃，测试水温可用水温计或前臂内测，以感到水不烫为宜。

③为婴幼儿洗澡前，要先把自己的手洗干净，如有戒指，要取下来，以防划伤婴幼儿皮肤。

④洗澡顺序：洗脸→洗头→洗颈部→洗前胸、腹部→洗两侧腋窝、胳膊、手→洗背部→洗两侧大腿根、大腿、小腿→洗脚。

⑤洗澡时间不宜过长，5～10 分钟为宜，洗完澡后迅速将婴幼儿包入大浴巾中保暖并沾干水分。

⑥给婴幼儿穿好衣服，喂少许温开水。

新生儿洗澡视频

母婴护理小贴士

①向浴盆内注水应先放凉水后加热水，尤其不能一手抱婴幼儿一手倒水，一定要先测试水温，再将婴幼儿放入盆中。

②婴幼儿如有湿疹，水不要过热，也不要用沐浴液和洗发水。

③给年龄大些的婴幼儿洗澡时，可在浴盆内放些塑料玩具，以增加婴幼儿洗澡的乐趣。

④为婴幼儿洗澡时，应保持微笑，并与其进行语言和情感交流。

九、婴儿（新生儿）抚触

抚触是按照一定的顺序，轻轻地触摸新生儿肌肤，以促进其血液循环，刺激感觉器官的发育，提高身体抵抗力，促进成长的一种科学照料技法。

（一）抚触前的准备

关闭门窗，室内温度调至26℃～28℃，有条件播放音乐更佳。在床上选择适当位置或选择一个柔软平坦的台子。护理人员要剪短指甲，清洗双手，擦干后涂抹润肤油，双手掌均匀摩擦，将双手搓暖。

（二）抚触的方法

1. 面部

（1）眼睛。双手四指放在婴儿头部两侧，右手拇指从婴儿左眼角推向右眉头，还原；再左手拇指从婴儿右眼角推向左眉头，还原。

（2）额头。双手四指放在婴儿头部两侧，双手拇指从婴儿印堂处滑向两侧到太阳穴；双手拇指相对再从印堂与前发髻1/2处滑向两侧大发髻；双手拇指前发髻中心点滑向两侧到小发髻。

（3）拉微笑肌。双手四指放在婴儿头两侧，用双手拇指从婴儿下鄂中心点推到耳根；再用双手拇指从承浆穴推到耳根。

2. 头部

左手托住婴儿头部，右手中指从前发髻中心点经百会穴滑到第七颈椎直至耳后根；中指从小发髻滑向后脑经第七颈椎直至耳后根；轮耳廓，四指在耳后，拇指在耳前，中指和拇指分别放在耳尖处，从耳尖捋到耳坠，拇指和中指轻轻揉捏耳坠。

3. 胸部

双手四指分别放在婴儿身体两侧肋骨下沿处，双手向上一提，右手从婴儿左肋推向右肩井处，再反回原处。同样方法做对侧。

4. 腹部

双手顺时针在婴儿脐部交替画圆。

5. 四肢

（1）上肢（先右后左，左右手交替为一遍）。

①捋：左手握住婴儿手腕，右手虎口朝下，从肩部捋到腕部。

②捏：左手握住婴儿手腕，右手虎口朝下，由上到下轻捏婴儿的肩关节、肘关节、腕关节。同样方法做婴儿对侧手臂。

（2）手。

①手心。双手托住婴儿的腕部，两拇指从婴儿掌根处呈麦穗状推到指尖。

②手背。双手托住婴儿腕部，用食指和中指从婴儿腕部捋到指尖。

③手指。左手托住婴儿手腕，轻捏婴儿手指的指根关节，捋向第一指关节，轻捏然后滑向指尖，从拇指开始直至小手指。

（3）下肢和脚。

手法同"上肢"与"手"。

6. 背部

翻身，将婴儿由仰卧位变为俯卧位。

（1）开背。双手四指以脊椎为中心分别从大椎、背部中间以及腰椎为中心捋向两侧。

（2）捋脊椎。右手中指从第七颈椎捋到腰椎，轻轻按揉一下腰椎及肾腧穴，并给婴儿说："抬头"。

7. 臀部

用双手的大鱼际轻柔婴儿两侧臀部，右手顺时针，左手逆时针。

抚触的每个动作重复4遍。

新生儿抚触视频

母婴护理小贴士

抚触时先观察婴儿皮肤的情况。皮肤如有破溃不宜抚触，以免增加婴儿的疼痛，但可以抚触其他完好的部位。

婴儿啼哭时应寻找原因，不应抚触。如抚触中间婴儿有不高兴情绪或哭闹时，应暂停这一步转到下一步。如仍啼哭不止则应终止抚触，可抱一会儿或睡上一觉，待婴儿情绪好时再做抚触。

服务案例

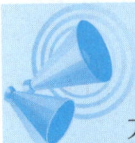

龙龙为什么不喜欢做抚触

龙龙出生3个月后，母婴护理员完成了服务合同离开了他家，龙龙的生活完全由妈妈照料。妈妈按照自己学会的抚触手法，每天坚持给龙龙做抚触。不知什么原因，阿姨做抚触时，龙龙很高兴，换成妈妈做抚触后，龙龙越来越反感，经常哭闹，没办法，妈妈只好请教阿姨。原来，妈妈做抚触虽然手法没问题，但在时间掌握上，妈妈是什么时间有空什么时间做，不管龙龙情绪是好是坏、身体是否疲倦，因此导致了龙龙对抚触的排斥。

家博士点评：

不管是对早产儿还是足月儿，进行抚触时一定要注意几点：

1. 宝宝显得疲倦、烦躁时，应让他休息，等睡醒后再进行。

2. 开始时应轻轻按摩，逐步增加压力，让宝宝慢慢适应。

3. 抚触时不要强迫宝宝保持固定姿势。

4. 抚触时和宝宝要有目光的对视、语言的交流，同时播放一些轻柔的音乐，使宝宝始终处于安静愉快的情绪中。

5. 每个抚触动作不要重复过多，时间从5分钟开始，逐渐延长至15分钟。

十、三浴锻炼

"三浴"即水浴、空气浴和日光浴。"三浴"锻炼是婴儿保健的最基本方法，可以增强婴儿的抵抗力。

（一）水浴

水浴是通过水温和水的机械作用对婴儿身体进行刺激，达到锻炼目的。婴儿洗澡、洗脸、洗脚的水温可调至 35℃～40℃。

延长洗澡时间可达到水浴的目的。婴儿可在正常洗澡时间内延长 5 分钟左右。

游泳也能让婴儿重新回到熟悉的环境中（胎儿时期在羊水中），有利于增加其安全感，使其肌肉、骨骼、关节得到锻炼。

（二）空气浴

空气浴是指利用气温与体表温度之间的差异作为刺激来锻炼身体。婴儿满月后即可进行空气浴，这会使婴儿的皮肤和黏膜得到锻炼。婴儿及早适应气温变化，有利于身体增强抵抗力，使之健康发育。

空气浴不能突然进行，要从室内开窗换气开始，最初时间为 3～5 分钟，冬天应更短一些。连续 2～3 日后，再把婴儿抱到阳台上，时间从 3 分钟渐渐增加到 15 分钟。渐渐适应后，再带婴儿到院子里或公园里进行空气浴。

（三）日光浴

日光浴俗称"晒太阳"。应在暖和无风的日子进行。经常晒晒太阳，可促进婴儿的血液循环，预防佝偻病的发生。夏天婴儿不能在阳光下直晒，适宜在上午 9：00－11：00、下午 3：00－5：00 时的树荫处进行，时间从 3 分钟逐渐增加到 15 分钟为宜。开始身体暴露部位少一些，如先露手脚，以后慢慢增加。2 周后，日光浴时间可延长，并可让婴儿的胳膊、腿、脖子等多部位接受日光浴。日光浴时要给婴儿戴帽子，不要让阳光直射到宝宝的眼睛。

第二节　婴儿专业护理

一、婴儿健康状况观察

婴儿的健康状况如发生问题经常会有各种外在表现，护理人员在日常护理婴儿时，应认真细致地加以观察，及早发现并及时地给予处理，婴儿健康状况的观察方法如下：

（一）看

看的内容见表 5-9。

表 5-9　看的内容

表现	正常	异常
精神状态	面色红润，眼睛有神，正常玩耍，好动，逗笑时表情丰富。	面色苍白，眼睛无神，不玩不动，表情淡漠，嗜睡，逗笑时无反应。
食欲表现	保持日常进食习惯，维持原有进食量，喂饭时表现主动，甚至拉着大人的手往自己嘴里送。	吃奶不吸吮，喂饭不张嘴，勉强吃少许东西就会出现恶心甚至呕吐。

续表

表现	正常	异常
睡眠情况	入睡后安静放松，呼吸均匀，头部略有微汗，时而出现微小的表情变化。	睡眠时间减少或增加，瞬间躁动不安宁，经常易惊醒。
小便特征	新鲜尿液，无色透明，放置一段时间，因尿素分解为氨，会出现氨臭味。	小便次数减少，尿量减少，颜色发黄。
大便特征	新生儿每日大便次数较多，可达7～8次，大约3周后大便逐渐规律。母乳喂养的大便较稀软，人工喂养的大便柔软，呈固体状。	大便次数减少或增多，便稀有黏液或稀水，呈蛋花样稀便。

（二）听

听的内容见表5-10。

表5-10　听的内容

表现	正常	异常
啼哭声音	当婴儿饥饿、排便或愿望得不到满足时，会用清脆，响亮悦耳的哭声表达。这时只要给其喂奶，换尿布或满足婴儿的需要，就会使其安静入睡或破涕为笑。	哭声不停，无论喂奶，喂水，吃水果，玩玩具等，都不能终止哭闹，说明身体有异常情况。
呼吸变化	呼吸均匀，平静	呼吸急促，快而浅或呼吸深、不规则，严重者可出现憋气，面色青紫，唇部发紫。

（三）摸

摸体温，皮肤是否发热，四肢是否变凉。

（四）检查

如发现婴儿体温，呼吸异常或哭闹不止，可给婴儿进行体温、呼吸和心率的测量，如发现异常，应立即告知家长到医院就医。

1. 测试体温

（1）保证在安静状态下测试体温。如遇婴儿吃饭、喝水、运动出汗等情况，或婴儿啼哭，应让婴儿休息 15 ～ 30 分钟，然后再测。

（2）测试前，首先要检查体温计的读数，读数应该在 35℃ 以下。

（3）解开婴儿衣服，擦干腋下，将体温计水银柱一端放置于婴儿腋窝处。

（4）把婴儿的手臂放下并屈臂于胸前，双手分别扶持婴儿的手臂及体温计上端，夹紧体温计 5 ～ 10 分钟取出。

（5）取出体温计缓慢转动，直到可见到一条粗线为止，从水银柱上读取所指数字。

（6）体温计使用完毕用酒精棉擦拭备用。

2. 测试心率

正常新生儿心率波动大，一般为 100 ～ 140 次 / 分钟（脉搏和心率数值是同步的）；婴儿（不含新生儿）每分钟 100 ～ 120 次。

测量方法：测量人员用自己的食指及中指按在婴儿手腕的桡动脉处，或者按在婴儿颈部的颈动脉处、颞动脉处（位于太阳穴处），默数 1 分钟脉搏跳动次数。

3. 测试呼吸

正常新生儿呼吸次数为 40 ～ 45 次 / 分钟；婴儿（不含新生儿）呼吸正常值范围是 30 ～ 40 次 / 分钟。

测量方法：婴儿情绪平稳、仰卧，轻轻打开新生儿的包被，露出其胸腹部，观察婴儿呼吸时上腹部的起伏，一起一伏为一次呼吸，计数 30 秒 ×2。

4. 身体检查

身体检查通常应在给婴儿洗澡时或洗澡后进行，以便及时发现异常，给予适当处理。

检查方法：

（1）护理人员先洗手，剪短指甲。

（2）检查时，室内光线要充足，室温保持在25℃以上。

（3）检查顺序，从前至后，从上到下进行。

（4）检查内容包括有无皮疹、青紫、包块、四肢形状、活动度是否正常。

二、婴儿常见疾病的护理

（一）黄疸的观察与护理

新生儿黄疸是指因新生儿胆红素在体内积聚引起的皮肤、巩膜等染黄的现象。若新生儿血中胆红素超过5～7毫克/分升，即可出现肉眼可见的黄疸。部分患儿未结合胆红素增高可发生胆红素脑病（核黄疸），一般多留有不同程度的神经系统后遗症，重者甚至死亡。

1. 黄疸的分类、原因及症状

（1）生理性黄疸。

原因：胆红素生成相对较多，肝细胞对胆红素的摄取能力不足、胆红素排泄能力缺陷等。

症状：轻者呈浅黄色局限于面颈部，重者黄疸同样先头后足可遍及全身。

（2）病理性黄疸。

原因：胆红素生成过多，胆红素代谢障碍、胆汁排泄障碍。病理性黄疸的形成又可分为感染性和非感染性。

①感染性：新生儿肝炎，多为宫内感染所致，以巨细胞病毒、乙型肝炎病毒为常见，常在出生后1～3周出现黄疸，并伴有拒奶、呕吐、肝大等症状；新生儿败血症。

②非感染性：新生儿溶血病；胆道闭锁；母乳性黄疸；遗传性疾病，如红细胞6-磷酸葡萄糖脱氢酶缺陷、球形红细胞增多症、半乳糖血症；药物性黄疸。

除面部、躯干外，还可累及四肢及手、足心处黄染。重症黄疸时，患儿可出现反应差、精神萎靡、厌食等。

2. 黄疸的护理

（1）生理性黄疸是一种正常的生理现象。足月儿出生后2～3天出现黄疸，4～5天达高峰，5～7天开始消退，最迟不超过2周；早产儿出生后3～5天出现黄疸，5～7天达高峰，7～9天开始消退，最长可延迟至3～4周。期间补充葡萄糖水，糖水的利尿作用可使胆红素加速排出。

要做好保暖措施，体温维持36℃～37℃，避免低体温时游离胆红素增高；耐心、细致喂养，少量多次，保证营养及热量摄入的需要，刺激肠蠕动以利胎粪排出；同时有利于肠道建立正常菌群，减少胆红素的肝肠循环，减轻肝脏负担。对母乳性黄疸，母乳喂养可暂停1～4日，或改为隔次母乳喂养，黄疸消退后再恢复母乳喂养。

（2）病理性黄疸治疗的重点是降低胆红素，防止胆红素脑病。治疗要点：

①光照疗法。光照疗法是降低血清未结合胆红素简单而有效方法，应到医院采用光疗箱、光疗灯、光疗毯等设备进行光疗。

②药物治疗。根据医院治疗方案处理。

母婴护理小贴士

　　如果新生儿出黄疸到了应该退而没退时，要请医生诊治。如果与母乳有关，应暂停母乳2~3天。但即使不给新生儿哺乳，也要保证把乳房里的母乳排空、丢掉。

　　如果新生儿20多天黄疸还没有退，很有可能引发其他炎症，家人如果有感冒发烧，也会把病原体传染给新生儿，引发新生儿肺炎等疾病，这时应及时到医院诊治。

　　一般来说早产儿和头胎有黄疸现象的，二胎宝宝黄疸会比较严重一些。

（二）红臀的观察与护理

　　新生儿红臀亦称新生儿尿布皮炎，是新生儿常见和多发的皮肤病。表现为臀部、肛周、会阴部皮肤发红，出现斑丘疹和疱疹，皮肤糜烂和渗液严重者可蔓延至男婴的阴囊、女婴的大阴唇、大腿内侧、腰骶部。极易发生感染，引起皮肤溃疡。

　　新生儿红臀一般分为3度，仅局限于部分皮肤潮红为Ⅰ度；出现局部皮肤潮红，有皮疹并向周围蔓延为Ⅱ度；局部皮肤破溃疡为Ⅲ度，一般会伴发真菌或细菌的感染。

1. 红臀的原因

　　据有关报道，新生儿红臀发生率为14%。新生儿臀红发病因素主要有以下三方面：

　　（1）新生儿红臀是腹泻引起的并发症，主要由于大小便后未及时擦洗，尿液被粪便中的细菌分解产生氨，使新生儿臀部长时间处于湿热状态，从而导致肛门周围及尿布接触部位发红、糜烂、渗液等。长时间尿布未更换，新生儿长时间接触浸湿的尿布，是红臀发生的根本原因。

（2）由于新生儿本身皮质层薄，防御功能差，容易发生感染。新生儿沐浴后，在未擦干的皮肤处拍上爽身粉。爽身粉遇潮后形成块状。由于新生儿皮肤皱褶，爽身粉块状阻碍皮肤水分的挥发，严重刺激皮肤而导致红臀。

（3）新生儿生理性腹泻时，大便次数增多，臀部护理时用力过大而使臀部皮肤受到损伤。

2. 红臀的护理

（1）预防性护理。

每天给新生儿洗澡，水温在38℃～40℃，注意清洗干净患儿皮肤皱褶处及臀部。洗澡后给予基础护理，用护臀膏均匀涂皮肤皱褶处及臀部。使用棉质、透气性能好、吸水性强的纸尿裤。

每2小时更换一次纸尿裤，如腹泻患儿大便次数较多时应在便后及时更换，每次更换尿裤后，用温水擦洗或用不刺激皮肤的湿巾轻轻擦洗，之后用吸水性好的纸巾轻沾吸去水分，为防止机械刺激引起红臀，切记动作要轻柔，不可用力擦拭。然后用护臀膏在新生儿的会阴区、腹股沟区、后臀区及男患儿的阴茎下及阴囊下部轻涂抹均匀，纸尿裤边缘整理平展，松紧适宜。

保持室内空气新鲜，调节好室温，室内温度在18℃～22℃，早产儿在24℃～26℃，湿度在55%～65%为好。

（2）治疗性护理。

对已发生红臀的新生儿及时进行评估。对于Ⅰ、Ⅱ度红臀新生儿，除保持臀部皮肤干燥、不被污染、及时更换纸尿裤外，还要使新生儿俯卧充分暴露臀部，持续晾干，期间注意保暖，然后外涂护臀膏。对于Ⅲ度红臀新生儿可采取创面吹氧气，每次15分钟至30分钟，每日2～3次，吹氧后外涂护臀膏，继续保持臀部干燥清洁，同时注意保暖。

母婴护理小贴士

　　预防婴儿红臀须注意：婴儿大便后及时冲洗臀部，擦干、通风、晾干；使用透气性能好的尿布，不能铺塑料布；掌握排便规律，及时更换尿布；一旦发现红臀，每次冲洗臀部后要涂抹鞣酸软膏；不要使用爽身粉。

（三）鹅口疮的预防护理

1. 鹅口疮产生的原因及症状

　　鹅口疮由白色念珠菌（真菌）引起，多见于营养不良、腹泻、长期应用广谱抗生素或糖皮质激素。

　　鹅口疮轻症者会在颊粘膜、舌、齿龈、上颚等处出现白色乳凝块样小点或小片状物，可逐渐融合成大片，不宜擦去，强行拭去可见局部潮红、粗糙、有渗血。患处不痛，不流涎，一般不影响吮乳，全身症状不明显。

　　鹅口疮重症者全部口腔均被白色斑膜覆盖，甚至会蔓延到咽、喉、气管、肺、食管等处，引起真菌性肠炎或真菌性肺炎。可伴低热、拒食、吞咽困难等病状。

2. 鹅口疮的预防护理

　　（1）产妇哺乳前要做到洗手及清洁乳头。

　　（2）乳具、食具应专用，应做到使用后及时消毒。鹅口疮婴儿使用过的乳具，应放于5%碳酸氢钠溶液浸泡30分钟，后用清水冲净，然后再煮沸消毒，乳液要现配现用。

　　（3）给婴儿擦嘴的小毛巾也应煮沸消毒，阳光晒干后使用。

母婴护理小贴士

　　鹅口疮很容易治疗，将制霉菌素片分成3份，磨成粉，每次取1份用香油搅拌均匀，在吃奶后给婴儿涂在创面上，一天3次，一般3天见效，但一定要坚持涂7天，才能完全康复。

（四）呕吐的护理

1. 呕吐的原因及症状

（1）生理性原因。婴儿食管较松弛，胃容量小，呈水平位，幽门括约肌发育较好而贲门括约肌发育差，肠道蠕动的神经调节功能较差，腹腔压力较高。如果喂养不当就会出现溢奶或呕吐。

（2）病理性原因。如果婴儿出生后 24 小时就开始呕吐，或吃后就吐，量较多，甚至呈喷射状，除呕吐外还伴有其他异常的症状体征。

2. 呕吐的护理

（1）用奶瓶喂奶时，要注意橡皮奶头孔眼不要过大，防止吸奶过急，喂奶次数不要过多或喂奶量过大。

（2）喂奶前不要让婴儿过于哭闹，不要让婴儿吸吮带眼的假乳头；喂奶时要使奶瓶中的奶水充满奶头，这样可以防止婴儿胃内吸入过多的空气而导致呕吐。

（3）喂奶后不要过早翻动婴儿，要把婴儿竖抱起来，轻轻拍打背部，至打嗝排出吞咽的空气再放回床上，或将床头抬高，形成侧位睡姿，可以防止呕吐时发生窒息或引起吸入性肺炎。

（4）病理性呕吐应及早送医院进行诊治。

（五）腹痛的护理

1. 腹痛的原因及症状

（1）食物过敏。这里是指母乳引起的食物过敏或对配方奶过敏。喂母乳的产妇饮食中的蛋白质进入母乳，如果婴儿对此种食物过敏，就有可能出现腹痛。

（2）肠绞痛。这里是指因受寒、饮食过多引起肠道痉挛导致婴儿腹痛，这种不适或疼痛一般发生在下午或傍晚，婴儿表现为难以安抚的哭闹，脸色发红，腹部胀气。

（3）肠套叠。这里是指一部分肠道套入另一部分肠道，可引起肠道梗阻，从而给婴儿造成的剧烈腹痛。疼痛通常是呈阵发性。婴儿间歇性地出现哭闹，双腿向腹部弯曲，还会出现频繁的呕吐。

（4）胃肠道感染。婴儿吃了变质、被污染的食物后，会出现腹部疼痛、呕吐，有时伴有腹泻。

2. 腹痛的护理

（1）食物过敏。首先要检查婴儿对哪种食物过敏，查出后产妇要注意避食。如果婴儿过敏是以皮疹为主，可以使用外用药膏控制症状。

（2）肠绞痛。当婴儿肠绞痛发生时，将婴儿竖抱、头俯在肩上，轻拍背部排出胃肠内过多的气体，并用手轻轻按摩婴儿腹部。用热水袋进行热敷也十分有效。

（3）肠套叠、胃肠道感染。鉴于婴儿腹痛病因比较复杂，婴儿又缺乏一定的表达能力，所以不要以疼痛的程度来推测病情，不宜盲目动手按揉腹部，最好的办法是立即送医院诊治。

（六）秋季腹泻的护理

1. 秋季腹泻的原因及症状

秋季腹泻主要是由轮状病毒感染引起的，多发于每年 9 ～ 11 月，发病者多见于 4 岁以下尤其是 6 个月以内的婴儿。由于婴儿胃肠功能较弱，胃液及消化液相对较少，胃肠道的抵抗力差，很容易感染此类病毒。

主要症状为咳嗽、发热、咽部疼痛、呕吐、腹痛等；大便每日数次，多为水样或蛋花样，年龄大些的婴儿大便呈喷射状，无特殊腥味及黏液脓血。由于频繁腹泻与呕吐，食欲低下，婴儿容易有不同程度的脱水现象。严重者可出现电解质紊乱，还可合并肠出血、肠套叠、脑炎而危及生命。

2. 秋季腹泻的护理

（1）中药治疗效果较好。将山药研粉：每日3～9克，以开水调成奶糕服用，每日3～4次，适用于脾虚泻；红灵丹：每次0.3克，每日3次吞服，或扁豆花30克水煮服，每日3次，适用于湿热泻。另外，可以配合针灸疗法。中药治疗应请医生诊断后根据具体情况处理。

（2）调节饮食。轻者不必禁食，应尽量减少哺乳的次数，缩短喂乳的时间；根据婴儿月龄，增加米汤、稀藕粉等。病症重者可禁食6～24小时，禁食一定时间后待症状缓解，可逐步恢复饮食；进食必须由少到多，由稀到干。具体应根据医生诊治方案处理。

（3）做好大便后的清洁，婴儿便后每次用温水清洗肛门。

（4）不可乱用口服抗生素，防止出现不良后果。

（5）对出现脱水的婴儿，应到医院诊治。

（七）普通感冒发热的护理

1. 感冒发热的原因及症状

（1）季节、温度的变化。忽冷忽热的气温、衣服添加不当、婴儿免疫力较低等原因，均可使婴儿患上感冒引起发热。

（2）消化不良。婴儿因消化不良产生积食，使脾胃受损，导致内热不能及时排出，从而引起发热，一般以低热多见。

婴儿患感冒往往上呼吸道症状如鼻塞、流鼻涕、咽喉肿痛等不明显，而消化道症状如食欲不振、呕吐、腹痛、腹泻等却较明显，且常伴有发热。

2. 感冒发热的护理

婴儿出现发热的时候，只要温度不超过38.5℃，婴儿精神状态还好，吃睡等也没有特别影响，可以在家中采用物理降温的方法给予护理。具体方法是：

（1）开窗通风，保持空气流通。

（2）给婴儿松解衣服，适当少穿厚衣服，也不要盖过厚的被子。

（3）给婴儿多饮水，补充足够的水分可以促进其汗液和尿液的排出，有利于体温的下降。

（4）可以用退热贴，贴于婴儿的前额部帮助降温。

（5）可以用温水擦拭婴儿的颈部、腋下、腹股沟等部位。

婴儿体温一旦超过 38.5℃，应及时到医院就诊。

（八）急性上呼吸道感染的护理

1. 上呼吸道感染的原因及症状

（1）上呼吸道感染主要指鼻、咽部等上呼吸道黏膜的急性炎症，包括鼻咽炎、急性扁桃炎、喉炎等。如感染蔓延到邻近器官，可引发中耳炎、支气管肺炎等疾病。

（2）感染通过血液循环播散可引起败血症、脓胸、脑膜炎。

（3）感染的毒素及变态反应，可发生风湿热、心肌炎、肾炎。

2. 上呼吸道感染的护理

（1）婴儿感冒有发热咳嗽时，可以服用清热解毒、止咳化痰的中药；如果合并了细菌感染，可以在医生指导下服用抗生素。

（2）吃药后高热不退，可同时采取物理降温的方法，用冷毛巾冷敷颈部两侧、大腿根部、双侧腋下部，或用温水洗澡、头枕凉水袋等。护理中还要注意观察婴儿的精神、面色、呼吸次数、体温变化。

（3）休息环境要安静、舒适。注意保持室内空气新鲜，上下午开窗通风各 1 次，每次 15 分钟，避免对流风。湿度和温度适宜，防止过热和过分干燥，有利于炎症的消退，减少继发性感染。

（4）让婴儿减少活动，注意休息。发热时应卧床休息，多饮开水，加速排泄。

（5）保持鼻咽部通畅，及时清除分泌物。保持鼻孔周围皮肤清洁，以减少分泌物的刺激。

（6）保持口腔清洁，防止口腔炎、溃疡的发生。经常喂温开水，以清洁口腔。

（7）饮食以流食、半流食为好，如果用奶瓶喂奶易发生呛咳，可以用小匀喂。如果婴儿食欲不好或呕吐，适当增加喂奶的次数，每次量少一点。根据婴儿月龄，增添蔬菜水果汁，蔬菜水果汁含有多种维生素和矿物质，对疾病恢复有好处。

（九）高热惊厥的急救

婴儿体温调节功能尚不成熟，在过分保暖、患感染性疾病或是在夏天喂水不及时，均可以引起发热，体温过高时还可能引起抽风。因高热而抽风是常见的急症之一，多见于6个月至3岁的婴幼儿，惊厥会持续几秒钟到几分钟（最多10分钟），发作之后，神志清醒。婴幼儿高热惊厥发病率较高，在准备送医院同时，应事先进行家庭必要的救治。

婴儿发生惊厥时，家长和护理员要保持镇静。要迅速将婴儿抱到床上，使之平卧，解开衣扣、衣领、裤带，采用物理方法降温。对38.5℃以上高热的婴儿，可用75%的酒精加一半温水，用纱布蘸着擦颈部、腋下、大腿根部及四肢等处，可以帮助降温。紧急救治也可用冷水浸湿毛巾，迅速敷贴在婴儿颈部、头部。将婴儿头偏向一侧，以免痰液吸入气管引起窒息。用裹布的筷子或小木片塞在婴儿的上下牙之间，以免咬伤舌头并保持通气。

婴儿发生惊厥时，不能喂水，进食，以免发生窒息引起肺炎。家庭处理的同时，最好先到社区门诊就近治疗，注射镇静及退热剂控制惊厥，否则会引起脑缺氧，造成脑水肿。

婴儿体温下降后，去除降温措施。每隔2小时喂5～10毫升白开水，一般 24 小时内就可退热。婴儿高热后易发生便秘，不要乱服泻药。

（十）肺炎的护理

1.肺炎的原因及症状

婴儿肺炎是由细菌和病毒感染所致，发病前数日，多先有上呼吸道感染，主要临床表现为发热、咳嗽、拒食、烦躁、精神萎靡等表现。

2.肺炎的护理

（1）居室要保持安静，以利于婴儿充分休息。良好的休息可以减少婴儿体量的消耗，保护心肺功能和减少并发症的发生。

（2）让婴儿枕高一点的枕头或半躺半坐姿势，经常翻身拍背或交换体位有助于减轻婴儿肺部淤血。恢复期可适当参加户外活动，以促进婴儿肺部炎症的消失。

（3）婴儿因发热等消耗增加，消化功能受到影响，所以应多吃易消化而富有营养的食品，保证足够的营养供给。人工喂养的婴儿，调制配方奶粉时，浓度可适度增加。根据婴儿月龄，注意及时补充蔬菜、水果、维生素和水的摄入。

（4）护理期间密切观察病情变化，当婴儿出现气急、口唇青紫等异常症状时，应及时送医院诊治。

母婴护理小贴士

婴儿轻度肺炎家庭护理中注意：

1.居室要保持安静通风，以利于婴儿充分休息。

2.产妇应饮食清淡，食物应易消化且有营养。

3.多喝水，利于痰液的稀释。

（十一）湿疹的护理

1. 湿疹的原因及症状

湿疹是婴儿的一种常见的皮肤病，多发生在 6 个月左右的婴儿身上，发病率会随着年龄的增长，免疫力的增强而逐渐降低。

湿疹大多数是因先天性敏感体质，再遇到敏感物质刺激诱发而成。容易引起婴儿敏感的刺激物大多是食物，也包括某些化学物质。母乳喂养被认为可以帮助预防湿疹。

湿疹表现主要是瘙痒，形态有多种，如红肿、皮损，发疹部位常见于关节屈位凹处。湿疹对婴儿的健康影响很大，除了积极的治疗外，家庭护理也很重要。

2. 湿疹的护理

（1）积极查找过敏的原因，并及时排除。容易引起敏感的刺激物包括鱼、蛋、花生和食物的添加剂等，味精容易加重敏感情况；易敏感物质还包括：粉尘、洗洁精、肥皂、洗发水等（婴儿洗浴宜选择专用品）。

（2）婴儿的衣服宜用纯棉制品，宽松、透气，注意保持皮肤的干燥，避免粗糙的衣服边角造成机械性摩擦，禁用化纤和羊毛织物。

（3）婴儿的饮食切勿过量，禁吃海鲜，牛奶延长煮沸时间。

（4）每天在湿疹部位涂抹药膏。情况严重时可请中医师开方进行调理。

（5）湿疹期间不要进行预防接种，避免接触其他病人。

（十二）鼻出血的护理

1. 鼻出血的原因

（1）当鼻腔黏膜干燥、毛细血管扩张，有鼻腔炎症或受到刺激时，容易出现鼻出血。

（2）气候条件差，如空气干燥、炎热、气压低、室温过高等，可以引起鼻出血。

（3）婴儿有用手抠鼻孔的不良习惯，鼻黏膜干燥时很容易出现鼻出血。

（4）婴儿饮食上挑食、偏食、不吃青菜等不良习惯，也可以造成因维生素缺乏而致鼻出血。

2. 鼻出血的护理

（1）当婴儿鼻出血时，指导婴儿低头止血，以免发生意外。因为鼻出血大多发生在鼻腔前方，如果抬头，血就会流到鼻腔后方、口腔、气管甚至肺部，轻者可能引起气管炎、肺炎；重者可导致气管堵塞，呼吸困难，甚至危及生命。

（2）成人用手指捏住婴儿鼻翼两侧，大约 4～8 分钟可以止血。

（3）如果经常出现鼻出血，并伴有其他症状，如发热、鼻塞，要及时到医院检查，排除血液性疾病的可能。

（十三）腮腺炎的护理

1. 腮腺炎的原因及症状

腮腺炎是由腮腺炎病毒感染引起。主要发生在冬季、春季。开始发病时出现头疼、发热、呕吐等症状，2 天后出现腮腺肿胀。流行性腮腺炎容易并发脑膜炎，一般在腮腺肿胀 1 周左右出现症状，表现为高热、头痛、呕吐、颈强直等，还可并发肾炎、胰腺炎。

2. 腮腺炎的护理

（1）注意婴儿的休息，直到腮腺肿大完全消失为止。掌握婴儿体温、呼吸的变化，如果出现高热、烦躁等，应及时去医院诊治。

（2）由于患病婴儿吞咽困难，所以最好吃流质或半流质的食物，并要注意营养，以利于体力恢复。不要吃酸辣等刺激性的食品，以免使腮腺分泌物增多，肿痛加剧。

（3）保持患病婴儿口腔清洁，及时清除口腔内食物，防止口腔黏膜炎症。

（4）在医生指导下服药。用清热解毒、止痛消肿的中药涂敷在外部肿胀处。把紫金锭、如意金黄散等，用醋或浓茶水调成糊状后外敷。

三、正确给婴儿喂药

（1）喂药时要态度温和，充满爱心，让婴儿感到亲切、比较容易接受。

（2）给婴儿喂药时，如果药物是液体的，需要用勺子或滴管喂，一定要将喂药工具消毒。

使用滴管时，把婴儿抱在肘窝中，使其头部微抬高一些。把需要喂的药液吸到滴管中，然后把滴管插入婴儿口中，轻轻挤压橡皮囊，喂药时不要让婴儿平躺着，以免发生呛咳。

使用勺子时，把婴儿放在膝上，轻轻扒开嘴，把勺子尖放在下唇上。慢慢抬起勺子柄，使药物流入口中，速度与婴儿吞咽的速度要一致。

（3）千万不可捏住婴儿鼻子灌药。

（4）要严格遵照医嘱给药。

四、正确给婴儿滴药

（一）滴眼药水

向下拉开婴儿的下眼睑，让药液滴落到眼球与眼睑之间。滴药时尽量使婴儿安静下来。

（二）滴鼻药水

让婴儿平躺下来，使其头部略向后倾，把药剂轻轻滴入鼻内。

（三）滴耳药水

让婴儿躺下来，头偏向一侧，按照一般的方法，滴入药水。

五、药品的保存方法

药品存放不当不仅会影响药物的效用，而且会对用药者造成很大的安全隐患，甚至产生严重后果，所以要注意妥善保存药品。一定不能让婴幼儿随意拿取药品。

药品应放于清洁干燥、避光的地方。

标签要清楚，标签不清楚时要及时更换或不用。家庭储存的药物最好用原包装，这样药名、剂量、服用方法、有效期一目了然。

内服、外用药品应分开放置。成人药品与婴幼儿药品应分别放置，以免错服。

不同性质的药品应用不同的保管方法。有些药品易氧化溶解，须密封保存，须避光的药物应放于棕色瓶中；中药丸、散剂要注意防潮、防虫蛀；芳香类药要瓶装、密闭，防止挥发。

定期检查药品的有效期，过期、变色、混浊、沉淀、发霉的药品要及时清理。

服务案例

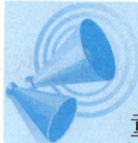

童童的黄疸护理方法

童童是母乳喂养，出生 2 周后，本来应该消退的黄疸不但没有退反而更加严重了。母婴护理员推测分析黄疸是母乳性的，于是建议停掉母乳试试，遭到全家人的反对，没办法请来了社区医生。经医生检查确诊为母乳性黄疸，于是奶奶终于同意暂停母乳改为奶粉。3 天后童童的黄疸情况明显减轻，1 周后基本恢复。适逢春节放假，母婴护理员放假回来后发现，童童的黄疸又加重了，原来是又给童童喂了母乳。童童改为奶粉喂养 1 周后，黄疸彻底消退。

家博士点评：

宝宝出生 1 周后，如黄疸情况没有减轻反而加重，应请社区医生上门给宝宝检查一下，并测定黄疸指数，以确定黄疸的性质，提出诊疗方案。否则很有可能耽误宝宝的治疗时机，反而让宝宝多受罪。

第三节　婴儿保健

做好婴儿保健是为了贯彻"预防为主"的卫生工作方针，保障婴儿身心健康成长。

一、成长检测

（一）人体测量学定义

人体测量学是人类学的一个分支学科，主要是研究人体测量和观察方法，并通过人体整体测量与局部测量来探讨人体的特征、类型、变异和发展。人体测量学是评价儿童生长发育水平最基本的手段，因此了解和掌握人体测量学的基本知识与方法是非常必要的。

（二）监测婴儿生长发育指标的常用参数

1. 体重

体重可以反映慢性营养不良或因过去由营养不良造成的发育障碍（这一指标被世界卫生组织推荐为儿童生长发育中的基本指标）。

婴儿出生时平均体重为 3000 克左右，满月时体重至少应增加 800～1000 克，3 个月时的体重是出生时的 2 倍；1 岁时的体重应增长为出生时的 3 倍；2 岁时体重增长为出生时的 4 倍。

2. 身长

身长可以反映慢性营养不良或因过去由营养不良造成的发育障碍（这一指标被世界卫生组织推荐为儿童生长发育中的基本指标）。

婴儿出生时身长平均为 50 厘米左右，1～6 个月内增长 16～17 厘米，平均每月增长 2.5 厘米；7～9 个月时，每月约增长 1.5 厘米；10～12 个月时，每月约增长 1 厘米左右。在身高增长的幅度上，每个婴儿的差别比较大，偏差 30% 都属于正常范围。

3. 头围

头围反映脑发育的状况，过小说明脑发育不良，总体看智力低下；过大可能有佝偻病、脑积水等疾病。

4. 胸围

胸围反映胸内器官发育的状况。胸围小说明胸内心、肺等器官发育差，胸围大可能与佝偻病造成"鸡胸"有关。

（三）测量方法

1. 体重测量

每次测量前，让婴儿尽量空腹，排空大小便，尽量穿单衣裤，平稳地仰卧于体重计上，读取数值精确到小数点后两位。

2. 身长测量

婴儿脱去鞋袜，尽可能穿单衣裤。让婴儿仰卧，双眼直视正上方，头和肩胛间、臀、双足跟贴紧测量板，双膝压平。测量人员读取婴儿头顶垂直延线的数值。精确到小数点后一位。体重、身长连续测三遍，取两个相近数的平均值。

3. 头围测量

头围是沿着眉间与枕后结节（后脑勺最突出处），围绕头部一周的长度。

4. 胸围测量

胸围是指沿乳头下缘经肩胛角下缘绕胸部一周的长度。

5. 测量的时间

6 个月以内的婴儿每月测量 1 次，7 ～ 12 个月婴儿每 2 个月测量 1 次。每一次测量的结果都要做记录。

6. 测量工具

（1）体重计。

落地式 50 千克杠杆秤，灵敏度为克，刻度和标记清晰。

（2）身长计。

1 岁以下采用卧式身长测量仪测量身高。

1 岁以下男童、女童按月龄的体重、身长参考值见表 5-11、5-12。

表 5-11　1 岁以下男童按月龄的体重、身长参考值

月龄	体重（千克）			身长（厘米）		
	下限	中位数	上限	下限	中位数	上限
0	2.4	3.3	4.3	45.9	50.5	55.1
1	2.9	4.3	5.6	49.7	54.6	59.2
2	3.5	5.2	6.8	52.9	58.1	63.2
3	4.1	6.0	7.7	55.8	61.1	66.4
4	4.7	6.7	8.5	58.8	63.7	69.1
5	5.3	7.3	9.2	60.5	65.9	71.3
6	5.9	7.8	9.8	6.24	67.8	73.2
7	6.4	8.3	10.3	64.1	69.5	74.8
8	6.9	8.8	10.8	65.7	71.0	76.3
9	7.2	9.2	11.3	57.0	72.3	77.6
10	7.6	9.5	11.7	68.3	73.6	78.9
11	7.9	9.9	12.0	69.6	74.9	80.2
12	8.1	10.2	12.4	70.7	76.1	81.5

表 5-12　1 岁以下女童按月龄的体重、身长参考值

月龄	体重（千克）			身长（厘米）		
	下限	中位数	上限	下限	中位数	上限
0	2.2	3.2	4.0	45.5	49.9	54.2
1	2.8	4.0	5.1	49.0	53.5	58.1

续表

月龄	体重（千克）			身长（厘米）		
	下限	中位数	上限	下限	中位数	上限
2	3.3	4.7	6.1	52.0	56.8	61.6
3	3.9	5.4	7.0	54.6	59.5	64.5
4	4.5	6.0	7.7	56.9	62.0	67.1
5	5.0	6.7	8.4	68.9	64.1	69.3
6	5.5	7.2	9.0	60.6	65.9	71.2
7	5.9	7.7	9.6	62.2	67.6	72.9
8	6.3	8.2	10.1	63.7	69.1	74.5
9	6.6	8.6	10.5	65.0	70.4	75.9
10	6.9	8.9	10.9	66.2	71.8	77.3
11	7.2	9.2	11.3	67.5	73.1	78.7
12	7.4	9.5	11.6	68.6	74.3	80.0

服务案例

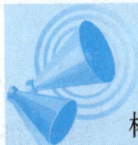

我家宝宝怎么啦

彬彬 1 周岁了，每天出去与小朋友玩，妈妈发现与其他小朋友相比，彬彬明显瘦小，比他小 3 个月的宝宝，身高、体重都超过了他。但彬彬的食欲、饭量、睡眠、精神都很好，妈妈很着急，就是找不出原因。

家博士点评：

宝宝的身高体重与遗传因素、个人体质、喂养方式、出生时的身高体重都有关系，只要宝宝没有异常反应，生长发育指标在正常范围内，家长就没有必要担心。

二、预防接种

（一）基本概念

预防接种是通过注射或者口服药物使婴儿获得对疾病的特殊抵抗力，提高婴儿免疫水平，抑制传染病的流行。

《中华人民共和国疫苗管理法》规定：国务院卫生健康主管部门制定国家免疫规划；国家免疫规划疫苗种类由国务院卫生健康主管部门会同国务院财政部门拟订，报国务院批准后公布。省、自治区、直辖市人民政府在执行国家免疫规划时，可以根据本行政区域疾病预防、控制需要，增加免疫规划疫苗种类，报国务院卫生健康主管部门备案并公布。

原国家卫生部颁发的关于《扩大国家免疫规划实施方案》（卫疾控发〔2007〕305号）对疫苗接种的要求是：

1. 乙肝疫苗

接种3剂次，儿童出生时、1月龄、6月龄各接种1剂次，第1剂在出生后24小时内尽早接种。

2. 卡介苗

接种1剂次，儿童出生时接种。

3. 脊灰疫苗

接种 4 剂次，儿童 2 月龄、3 月龄、4 月龄和 4 周岁各接种 1 剂次。

4. 百白破疫苗

接种 4 剂次，儿童 3 月龄、4 月龄、5 月龄和 18 ～ 24 月龄各接种 1 剂次。无细胞百白破疫苗免疫程序与百白破疫苗程序相同。无细胞百白破疫苗供应不足阶段，按照第 4 剂次至第 1 剂次的顺序，用无细胞百白破疫苗替代百白破疫苗；不足部分继续使用百白破疫苗。

5. 白破疫苗

接种 1 剂次，儿童 6 周岁时接种。

6. 麻腮风疫苗（麻风、麻腮、麻疹疫苗）

目前，麻腮风疫苗处于供应不足阶段，使用含麻疹成分疫苗的过渡期免疫程序。8 月龄接种 1 剂次麻风疫苗，麻风疫苗不足部分继续使用麻疹疫苗。18 ～ 24 月龄接种 1 剂次麻腮风疫苗，麻腮风疫苗不足部分继续使用麻腮疫苗替代，麻腮疫苗不足部分继续使用麻疹疫苗。

7. 流脑疫苗

接种 4 剂次，儿童 6 ～ 18 月龄接种 2 剂次 A 群流脑疫苗，3 周岁、6 周岁各接种 1 剂次 A+C 群流脑疫苗。

8. 乙脑疫苗

乙脑减毒活疫苗接种 2 剂次，儿童 8 月龄和 2 周岁各接种 1 剂次。乙脑灭活疫苗接种 4 剂次，儿童 8 月龄接种 2 剂次，2 周岁和 6 周岁各接种 1 剂次。

9. 甲肝疫苗

甲肝减毒活疫苗接种 1 剂次，儿童 18 月龄接种。甲肝灭活疫苗接种 2 剂次，儿童 18 月龄和 24～30 月龄各接种 1 剂次。

10. 出血热疫苗

出血热疫苗接种 3 剂次，儿童接种第 1 剂次后 14 天接种第 2 剂次，第 3 剂次在第 1 剂次接种后 6 个月接种。

11. 炭疽疫苗

炭疽疫苗接种 1 剂次，在发生炭疽疫情时接种，病例或病畜的直接接触者和病人不能接种。

12. 钩体疫苗

钩体疫苗接种 2 剂次，儿童接种第 1 剂次后 7～10 天接种第 2 剂次。

按照国家《扩大国家免疫规划实施方案》，各省、自治区、直辖市人民政府要结合实际制定本省、自治区、直辖市《免疫规划》。

例：某省儿童计划免疫程序见表 5-13。

表 5-13　某省儿童计划免疫程序

疫苗名称	接种程序	接种方法	预防疾病
乙肝疫苗	3 剂次，出生后 24 小时内、1 月龄、6 月龄各接种剂次，5 微克	上臂三角肌肉肌注射	乙型肝炎
卡介苗	1 剂次，出生时接种，0.1 毫升	上臂三角肌中部略下处皮内注射	结核病
脊髓灰质炎疫苗	基础免疫 2,3,4 月龄，加强免疫 4 周岁（1 剂 IPV+3 剂 bopv）	IPV 大腿前外侧肌肉注射,bopv 口服滴剂	骨髓灰质炎

续表

疫苗名称	接种程序	接种方法	预防疾病
百白破疫苗	基础免疫 3、4、5 月龄，加强免疫 18 月龄	上臂外侧三角肌肌肉注射	百日咳、白喉、破伤风
白破疫苗	1 剂次，6 周岁，0.5 毫升	上臂三角肌肌肉注射	白喉、破伤风
麻风疫苗（麻疹疫苗）	1 剂次，8 月龄，0.5 毫升	上臂外侧三角肌下缘附着处皮下注射	麻疹、风疹（麻疹）
麻腮疫苗（麻疹疫苗）	1 剂次，18～24 月龄，0.5 毫升	上臂外侧三角肌下缘附着处皮下注射	麻疹、腮腺炎（麻疹）
麻疹疫苗	1 剂次，6 周岁，0.5 毫升	上臂外侧三角肌下缘附着处皮下注射	麻疹
麻腮风疫苗	1 剂次，1.5～2 周岁，0.5 毫升	上臂外侧三角肌下缘附着处皮下注射	麻疹、腮腺炎（风疹）
乙脑减毒活疫苗	2 剂次，8 月龄、2 周岁各 1 剂次，0.5 毫升	上臂外侧三角肌下缘附着处皮下注射	流行性乙型脑炎
A 群流脑疫苗	6～18 月龄 2 针次，两针次间隔 3 个月，30 微克 / 0.5 毫升	上臂外侧三角肌附着处皮下注射	A 群流脑
A+C 群流脑疫苗	2 剂次，3 周岁、6 周岁各 1 剂次，100 微克 /0.5 毫升	上臂外侧三角肌附着处皮下注射	A 群和 C 群流脑
甲肝减毒活疫苗	1 剂次，1.5～2 周岁，1.0 毫升	上臂外侧三角肌附着处皮下注射	甲型肝炎

　　护理员要根据当地政府预防接种要求，按时让婴儿接受预防接种，预防漏种或重种。

（二）患有以下疾病的婴儿不宜接种

　　接种部位皮肤有严重皮炎、牛皮癣、湿疹及化脓性皮肤病的婴儿；体温超过 38℃的婴儿；患急性传染病或传染病愈后未满 2 周的婴幼儿；

患有严重心脏病、肝病、肾病、结核病、佝偻病或贫血的婴儿；患有神经系统疾病，如癔症、癫痫病及脑发育不全的婴儿；患有哮喘病、荨麻疹、接种疫苗后有过敏史的婴儿；患先天性免疫缺陷病；患腹泻，每日大便次数超过 4 次以上不宜服用脊髓灰质炎疫苗的婴儿。

（三）预防接种注意事项

1. 接种前注意事项

（1）预防接种前，护理人员应仔细观察婴幼儿的健康状况（测量体温），要保持皮肤清洁卫生，让婴幼儿穿宽松的衣服。

（2）带婴幼儿进行预防接种时，带好预防接种本和有关疾病病历。如婴幼儿有异常情况，应告知家长或医生，由医生决定是否进行接种。

（3）冬天给婴幼儿接种时应注意保暖，避免着凉。

2. 接种时注意事项

（1）接种时要防止婴幼儿因挣扎、哭闹发生意外。

（2）婴幼儿服用小儿麻痹糖丸时，应用冷开水送服或含服，服后 1 小时内不要给喂奶或吃热的食物或饮料。

（3）打完预防针后，在接种场所休息 15 ～ 30 分钟，接种后如出现高热或其他接种反应时，护理员要请医生及时诊治。

3. 接种后注意事项

（1）接种的当天应在家休息、观察，禁止洗澡或摩擦接种部位。

（2）仔细观察婴幼儿接种后的反应，给予恰当的处理。如注射部位皮肤出现轻微的红、肿、痛、热，一般无需特殊处理；如发现注射部位或全身有较严重的反应，应告知家长或带婴幼儿到医院就诊。

（3）如果漏种，应在医生指导下进行补种。有些疫苗须按一定间隔时间连续接种多次才有效，所以一定要按照规定的免疫程序、接种日期进行预防接种，否则会半途而废。

母婴护理小贴士

目前，我国还没能达到"全民疫苗自由"，有些疫苗需要自费接种。如果婴幼儿家庭经济条件允许，最好接种二类疫苗（自费疫苗），它是对一类疫苗的补充，可以增强婴幼儿的抵抗力。如：13价肺炎球菌多糖结合疫苗、B型流感嗜血杆菌疫苗、手足口疫苗、水痘疫苗等。

第四节　教育训练

0～3岁是人的体格和神经、心理发育最快的时期，已经具备了接受教育的基础和条件。良好的发展往往是根据婴儿生长发育的规律和个体差异，有针对性地进行教育的结果。

一、婴儿大动作训练

婴儿大动作训练的基本内容包括：抬头、翻身、爬、坐、走、跳、攀登、平衡、投掷等。

（一）婴儿抬头与翻身动作训练

1. 婴儿抬头、翻身动作的发展过程

新生儿颈部肌群完全无力，在从仰卧位扶至坐位时，颈肌仅有短暂的张力增高，其后颈部肌张力增强，故婴儿首先能在俯卧时仰头。1月时，在俯卧位，婴儿的下颌能短暂地离开床面抬起。2个月时，头能经常保持在中线上，下颏可离开床面，与床面成45°。3个月时，下颏和

肩部均可抬起离开床面，与床面成 45°～90°，上肢可撑起支持部分体重，胸部离开床面。4 个月时胸部离开桌面，面部与床面成 90°。

翻身动作是腰部、背部、手臂、头部依次回转的一系列连贯动作，是继抬头以后，婴儿身体发展的第二个大动作。随着全身肌肉功能逐渐增强，4 个月时，婴儿时常试着翻身，但很多还不能翻过来。5 月时，能从一侧向另一侧翻身，即从仰卧位翻到侧卧位，或是从俯卧位翻到侧卧位。6～7 个月时，能迅速地从仰卧位翻到俯卧位，或者从俯卧位翻到仰卧位，翻身动作已相当灵活。

2. 婴儿抬头、翻身动作的作用

（1）增强全身肌肉组织。

抬头。抬头是婴儿的第一个平衡动作，它对培养婴儿日后的平衡能力很重要。婴儿越经常抬头，平衡感传递给大脑的信息越准确。婴儿学会抬头，标志着其颈部已经硬挺，出现了颈曲。练习抬头，不仅增强了颈部肌肉群的力量，还可以锻炼婴儿的胸肌、背肌、腹肌等全身肌肉，增大肺活量，促进血液循环，有利于呼吸道疾病的预防。

翻身。婴儿学会翻身，表明其肩部、手腕的力量变大，具有了一定的支撑能力。翻身动作是婴儿的躯干运动，有助于增强全身肌肉功能，并为今后进一步发展其他动作做准备。

（2）扩大婴儿视野。

随着头部运动自控能力的加强，婴儿扫视环境更容易，可以环顾四周，能看到许多新鲜的物象，视觉注意更加发展。视野扩大后，婴儿的认知范围得以拓展，有意义的物象积累更多。

翻身是婴儿的第一个移动手段，能使婴儿随意改变自己的体位，这是非常有意义的初步运动。婴儿学会翻身，标志着运动范围的进一步扩展，同时使婴儿更积极地拓展视觉兴趣和接触范围，体验一个个崭新而令人惊喜的感受。这种体验能激发婴儿产生接触新玩具的喜悦和愿望，有助于婴儿多元智能的发展和自我意识的培养。

3. 婴儿抬头、翻身动作训练

（1）训练准备。

环境准备。活动场地可以选择室内比较硬的床或地板，也可以是室外草地。室内温度保持在 25℃左右，空气流通、光线柔和。如在室外进行训练，应选择无风的天气，温度适宜、日光不强烈的地方进行。

物品准备。根据活动内容的需要选择活动材料，任何材料应做到安全、无毒、无害。

个人准备。护理人员洗净双手，剪短指甲，摘去手上、身上的不利于活动的饰品。

婴儿活动前脱去外套、换好尿布，有利于婴儿保持轻松、自然的身体状况。活动时间要在婴儿睡醒以后；如果刚吃完奶，要在吃完奶 30 分钟后进行。

（2）训练方法。

①俯卧转头。适宜年龄：2～6 个月。

练习时间：每日 2～5 次，每次 2～5 分钟。

练习方法：让婴儿趴在床上形成俯卧位，将婴儿的头部侧转面向一方，1～2 分钟后，再轻轻将婴儿的头转向另一方。婴儿俯卧，头朝向一侧，护理人员用小电筒或摇动铃铛，吸引婴儿注意，并慢慢移动光源或声源，引导婴儿转动头部至另一侧。使用光源时，注意不要照到婴儿的眼睛。

②俯卧抬头。适宜年龄：3～6 个月。

练习时间：每日 2～5 次，每次 2～3 分钟。

练习方法：可以在床上方约 60 厘米高处，悬挂一个彩色气球或声音清脆悦耳的彩色风铃，气球要选择不能爆裂的。让婴儿俯卧在较硬的床上或地板上，将其双手放在头的两侧，手扶婴儿头部使其转向中线，呼唤婴儿的名字或摇动气球或风铃，逗引其抬头、挺胸往上看，并尽量延长看的时间。刚开始训练时，婴儿可能支撑不太自如，随着练习，慢慢可以达到2分钟左右。等到婴儿两臂有了一定支撑力，可以降低气球或风铃的高度，时常摇动气球或风铃，吸引婴儿伸出手脚去抓碰。

③两臂支撑俯卧。适宜年龄：3～6个月。

练习时间：每日2～4次，每次2～5分钟。

练习方法：婴儿俯卧在床上或地板上，护理人员双手手心向上，与婴儿的手掌相合，托住婴儿手掌带动其手臂向上、向前运动。也可以在婴儿俯卧位的前方30厘米左右，放置一个彩色玩具，鼓励并帮助婴儿伸手触摸抓握玩具。

④辅助翻身。适宜年龄：4～6个月。

练习时间：每日次数不限，每次3～5分钟。

练习方法：让婴儿仰卧在床上或地板上，护理人员轻轻握着婴儿的两条腿，把右腿放在左腿上面，右手握住婴儿的右手，左手推动婴儿的右肩，使婴儿的身体自然地向左侧卧。反之，把左腿放在右腿上面，左手握住婴儿的左手，右手推动婴儿的左肩，使婴儿的身体自然地向右侧卧。多次练习后，护理人员可以一手抓住婴儿的左右手，一手推动婴儿的肩部使其由仰卧或侧卧位变成俯卧位，再用相同的方法由俯卧位变成仰卧位。婴儿学会翻身后，护理人员可在婴儿身体的一侧放置他喜欢的玩具，鼓励他侧翻去抓住玩具。再慢慢移动玩具，引导他顺势翻身俯卧。

婴儿俯卧位时，护理人员一边在他身后叫他的名字，一边用带声响的玩具逗引他，引导婴儿在寻找声音时顺势将身体翻成仰卧位。如果婴儿做得有点费劲，护理人员可轻轻帮助婴儿翻身。

⑤翻身游戏。适宜年龄：4～6个月。

练习次数：每日3～4次，每次3～5分钟。

练习方法：将婴儿放在被单上，由父母分别抓住被单的两个角，轮流拉高或放低，让婴儿在被单里滚来滚去，体验翻身的要领。当婴儿能够随心所欲地翻动身体时，在床上摆放一些障碍物，如枕头、棉被、拥抱型玩具等，让婴儿从上面翻过去。在地板上铺上软垫，准备好床单、被单或毛巾被。让婴儿躺在床单、被单或毛巾被上，只将头露在外面。护理人员像包春卷一样把婴儿卷起来，然后拉住床单、被单或毛巾被的一边，让婴儿慢慢顺势滚出。

4. 注意事项

（1）练习时间安排在两次喂奶之间，婴儿处于清醒状态下进行。不要在婴儿刚吃完奶或饥饿时练习。如果婴儿身体不舒服或情绪不好，则不要勉强练习。

（2）在练习抬头、翻身时，护理人员的操作动作要轻柔，态度要亲切、耐心，要善于运用语言与婴儿交流，让婴儿感受到愉悦。

（3）循序渐进。开始训练时，练习时间和次数不要太长、太多，要逐渐增加。

（4）每次练习结束，护理人员可以把婴儿抱起，抚摸婴儿身体各部位，帮助婴儿放松肌肉。

（二）婴儿坐、爬动作训练

1. 婴儿坐、爬动作的发展过程

新生儿扶至坐位时头完全下垂。婴儿1个月时，由于腰肌无力，扶坐时背脊形成半圆形。3个月婴儿坐时腰呈弧形，抬头达数秒。4个月，坐位时头不再后垂，此时摇晃躯体，头随之摇摆不定，背部仅在腰部出现弯曲。5～6个月，坐位时腰部直起，头部不再摇摆不定，拉其手从仰卧位坐起，能自己用手向前撑着坐，可坐在婴儿车或有围栏的椅子上。7个月时，能独坐，但有时两手向前支撑。8～9个月，能独坐，往前方倾斜时能保持平衡而不倒。10～11月，能坐得很稳，并能改变姿势，可由坐位改成俯卧位，或由俯卧位改成坐位。1岁时，坐位时能左右旋转去取物而不跌倒。

新生儿俯卧位时做反射性匍匐动作。婴儿1个月时，能以肘撑起身躯，并交替向前伸手试图抓取手不能及的物体，这是匍匐动作的开始。2个月时，能在俯卧位交替踢腿。3～4个月时，用肘部支撑上身达数分钟之久。5～7个月的婴儿能用手支撑胸腹使身体离开床面，有时能在原地转动。到了8～9个月，婴儿能用上肢往前爬。1岁婴儿爬时可手膝并用，少数喜用手脚撑起全身爬或坐着滑动臀部向前移动。

2. 婴儿坐、爬的作用

（1）有助于身体发育。

婴儿会独坐后，颈部、胸部、背部、腰部肌肉力量进一步增强，其脊柱开始形成第二个生理性弯曲，即胸椎向前突出，这对保持身体平衡起到重要作用。婴儿爬行时，头部抬起、胸部挺起、腹部抬高，全身重量依靠四肢来支撑，左右上肢和下肢轮换向前移动。这时婴儿全身肌肉得到锻炼，促使腿、手臂、腹部和颈部肌肉的发育，增强了眼、耳、手、脚的协调能力。爬行还能消耗热量，加速身体新陈代谢，增强免疫机能。

（2）扩大视觉范围和活动空间。

婴儿学会独坐后，能观看四周事物，视线范围进一步拓宽。可以从更宽的角度观察事物变化，有助于获得更多的信息。婴儿学会爬行后，自主活动的空间扩大，活动空间位置的不断变化会促进婴儿的知觉建立。

（3）有助于触觉发展。

婴儿会坐后，不用分神去维持坐的姿势，能运用双手的活动去探索周围环境；坐起来的姿势有助于手眼协调动作的建立。

婴儿在爬行时，手脚以及身体其他部位会接触到各种事物，有助于触觉的开发和手指的灵活运用。

（4）促进大脑的发展。

随着坐和爬行动作的形成，一方面，婴儿感知空间不断扩大，感知觉信息不断增多，使得大脑获得与外界更多更频繁的信息交换，有利于婴儿思维和记忆练习；另一方面，婴儿在爬行运动中，四肢并用，刺激左右脑均衡发展，能使婴儿的智力得到全面发展。

3. 婴儿坐、爬动作训练

（1）训练准备。

环境准备。婴儿坐或爬行的地方必须软硬适中，摩擦力不可过大或过小；爬行的空间要宽敞，四周家具如有尖角，须用软性材料包起来；将墙面电器插座装好保护套，确保安全。

物品准备。选择能滚动、移动、发声、婴儿熟悉而感兴趣的材料，投放在相应的地方，吸引婴儿追逐。一次一般不超过3样。玩具要经常清洁，定期消毒。准备好毛巾和饮用水，方便运动中擦汗和运动后补充水分。

个人准备。护理人员除去手上、身上不利于活动的饰品，便于与婴儿一起活动、游戏。

选择婴儿清醒、情绪愉悦时进行。脱去婴儿宽大的外套，检查婴儿的尿布，如是一次性尿布须观察是否需要更换，放松婴儿手脚。活动过程按需要增减婴儿的衣服。

（2）训练方法。

①扶坐或靠坐。适宜年龄：4～6个月。练习时间：每日次数不限，每次3～5分钟。练习方法：初期可以用枕头围着婴儿背部，使其靠着坐起来，并且给一些玩具，让婴儿拿着玩，以提高婴儿坐的兴趣；以后可以逐渐撤去枕头，让婴儿独坐。让婴儿面对面坐在护理人员的膝上，护理人员双手轻轻围抱着婴儿，有节奏地与婴儿说话、游戏，如

"骑大马，骑大马，宝宝骑马跑天下"；然后悄悄放开手，让婴儿身体保持短暂的平衡。

②仰卧拉坐。适宜年龄：5～6个月。练习时间：每日2～3次，每次5～10分钟。练习方法：婴儿仰卧在床上，护理人员将双手拇指放在婴儿的掌心，其余四个手指握住手腕，将婴儿轻轻拉起来，边拉边说"起床啦"，再轻轻让婴儿躺下，边躺边说"睡觉啦"。可重复2～3次。

③坐着玩。适宜年龄：7～8个月。练习时间：每日2～3次，每次5～10分钟。练习方法：让婴儿坐在活动毯或草地上，将球滚向婴儿，鼓励婴儿伸手接球，并把球推回来。球的轻重以婴儿能接住和推动为宜。平时可以让婴儿坐着吃点心，坐着听音乐、坐着看图画等。

④手膝爬行。适宜年龄：7～12个月。练习时间：每日3～4次，每次5～10分钟。练习方法：让婴儿双膝跪在软硬适中的地毯上，双手撑地，使婴儿呈手膝着地姿势。开始爬行时，婴儿四肢乱动乱蹬，甚至原地打转或后退。护理人员一边要用玩具在前逗引，一边用手抵住脚掌。当婴儿右手前进，帮助婴儿推左脚；当左手前进，帮助婴儿推右脚，使婴儿慢慢学会相互协调爬行。如果婴儿无法自己从匍匐爬行转为手膝爬行，护理人员可以用手托住或用毛巾兜住婴儿的腹部，使胸、腹部离开地面，逐步帮助婴儿把体重落到自己的手上和膝上。

4. 注意事项

（1）不要让婴儿离开自己的视线，更不要让婴儿独坐或独自爬行；如果让婴儿在床上独坐或爬行，一定要有防护措施，以免摔下床。

（2）创设情境性、游戏性的活动环境，引导婴儿在情境中边游戏边练习，发展基本动作。

（3）每次坐或爬行持续时间因人而异。要善于观察婴儿的情绪、精神，及时调整活动时间和活动量。对于9～12个月的婴儿，可以运用语言提示，如"坐下来和玩具宝宝玩一玩""躺下来，看看上面有什么"

等，使婴儿改变动作，从而调节运动量。

（4）在爬行活动中，护理员要用语言、动作和表情等鼓励婴儿，激发婴儿勇敢地往前爬。当婴儿获得成功时，则通过拥抱、亲吻、拍手等形式给予表扬与肯定。

（三）婴儿站立、行走动作训练

1. 婴儿站立、行走动作的发展过程

婴儿初生时具有踏步反射；2～3个月时，当扶至立位时，髋、膝关节弯曲；6个月扶站立时，两下肢可支持其体重；7个月扶站立时，能弯曲膝盖蹦跳；9个月时可扶站立；11个月时可扶栏独脚站立。

婴幼儿11个月时，能作蟹行，此时母婴护理员挽着其两手能向前走；13个月时能独走，但两下肢分开，基底很宽，每步的距离、大小、方向也不一致，肩部外展，肘弯曲；15个月时能爬楼梯，可自己站起，并站得很稳，但绕物转弯时还不灵活，行走时不能突然止步，可自己上下楼梯（每个台阶须先后用两只脚去踏），能捡起地上的东西而不跌倒。

2. 婴儿站立、行走的作用

（1）促进体格发育。

随着肌肉力量和平衡能力的增强，婴儿逐渐学会站立与行走，这对婴儿来说是动作发育的一大进步。站立、行走不仅需要背部、颈部和手臂肌肉的参与，更需要腿部肌肉群的协同，使得全身肌肉得到全面锻炼，神经系统得以贯通。与躺、坐相比，站立与行走是剧烈的运动，能量消耗较大。由于充分运动，增强了血液循环，可促进消化，增进食欲，加快新陈代谢，促进发育。

（2）进一步扩大眼界和活动空间。

直立行走是人类特有的姿势。直立行走拓展了婴儿自主活动的范围，扩大了视野，同时使眼、手配合的动作大大增加，促进了脑的发

育。另外，在独立行走时，婴儿的大脑将逐渐构建起整体调控能力、空间肢体控制能力、定位能力、自控能力及应激处理能力等方面的基础。

（3）增强独立性和自信心。

学会走路，意味着婴儿脱离了几乎完全依赖父母的时期，这是婴儿发出的独立信号。婴儿在刚开始学习行走时，心理既紧张又兴奋，走不稳、易摔跤，经历着心理的挑战。如果处理好婴儿行走的整个过程，将有助于婴儿建立良好的自信、自强、独立的性格，为将来的发展打下良好的心理基础。

3. 婴幼儿站立、行走动作训练

（1）训练准备。

环境准备。地面平整、不滑，空间宽敞，家里的摆设要有利于婴儿学习站立与行走。

物品准备。选择相对结实、易扶的物体，如固定的栏杆、沙发、电视柜或者低柜等都可以，尽量避免婴儿接触花瓶或衣架等不稳固的物品，提供能维持婴儿站立与行走的玩具，如有弹性的球等。

个人准备。护理人员着装轻便，不穿高跟鞋。

婴儿。衣服透气、宽松，以四肢有充裕的活动余地为好。穿合脚、有弹性的鞋，鞋底不能太硬或太软，鞋面柔软。

（2）训练方法。

①扶站。适宜年龄：7～10个月。练习时间：每日次数不限，每次2～3分钟。练习方法：在婴儿还未能站稳时，护理人员用双手扶在婴儿的腋下，让其练习站立。当婴儿两手扶站较稳时，可训练一手扶站。在婴儿面前放置高40～50厘米的桌子，桌上放一些玩具，鼓励婴儿一只手扶站，另一只手去取玩具。在婴儿站得较稳后，可双手扶着婴儿的腋下，让婴儿的背和臀部靠墙，两足跟稍离墙，双下肢稍分开站稳，然后慢慢放手，并拍手鼓励婴儿独站。

②站着踢球。适宜年龄：12个月～2岁。练习时间：每日3～4次，每次2～5分钟。练习方法：让婴幼儿靠墙站立，拿一只体积较大

的充气塑料球放在地上，鼓励婴幼儿用脚去碰球，让球滚动。将球固定垂挂在室内，离地 5 ～ 10 厘米，让婴幼儿抬脚踢球。

③单脚站立。适宜年龄：11 个月 ～ 2 岁。练习时间：每日 3 ～ 4 次，每次 1 ～ 2 分钟。练习方法：护理人员站在婴幼儿面前，抬起自己的一只脚，并用话语引导婴幼儿，说："你能像我一样吗？"用手扶住婴幼儿的手，鼓励婴幼儿跟着做抬腿动作。在婴幼儿单脚站立保持身体平衡后，尝试放开婴幼儿的手，观察婴幼儿能否单脚站立。

母婴护理小贴士

由于婴幼儿的动作发展，是沿着一定的顺序和方向，不会越级发展的，因此，在给婴幼儿进行大动作训练时，一定不要急功近利。要遵循抬头、翻身、坐、爬、立、走等的顺序，一项一项进行训练。

二、婴儿精细动作训练

婴儿手和手指的运动以及手眼协调操作物体的能力称为精细动作。

（一）婴儿精细动作发展的基本顺序和规律

手的灵活性与协调性不是与生俱有的，而是要有一个相当长的发育过程，这个发育过程也遵循着一定规律。婴幼儿精细动作的发展是依次有序逐步进行的，即本能地抓握→手眼协调→手的灵活动作。

（1）0 ～ 6 个月的婴儿。

精细动作发展经历了动作混乱阶段、无意抚摸阶段、无意抓握阶段、手眼不协调的抓握阶段、手眼协调的抓握阶段。

新生儿期，婴儿手的动作处于混乱阶段，只有本能的、无条件的抓握反射。2 ～ 3 个月起，不随意性手的抚摸动作就开始了，如抚摸亲人或玩具等，但不会抓握物体，没有任何目标，没有方向性，是纯粹的无意识动作。第5个月左右，由于抚摸动作的不断反复，动作有了简单的目的和方向性。此时，当婴儿看到亲人或玩具时，不仅会伸出手来抓摸，而且会发出快乐的呼喊声。第6个月，逐步形成眼和手的协调运动。

（2）7～12个月的婴儿。

身体动作发展迅速，手的动作开始形成。6个月后，婴儿的手指出现动作分工，逐步学会了拇指与其余四指配合的抓握动作。开始用两只手配合玩耍一个物体，能够将一只手里拿的东西放在另一只手上，可以用不同的方式摆弄各种物体，如把小盒子放在大盒子里，用小棒击打铃铛等。婴儿在玩耍中进一步识别着事物的各种联系。这时期婴儿最喜欢用物体做重复的动作，例如把积木放在盒子里、倒出来、又重新放进去，不断重复同一动作，能持续较长时间。

（3）1～2岁的婴幼儿。

1岁时，手逐渐灵活，能根据物体的特点和功能采取适当的动作。1岁半以后的婴幼儿能主动重复有效的动作，逐渐把物体当"工具"来使用，逐渐熟练地使用手指捡起细小的东西，手和眼的协调能力逐渐提高。2岁以后，婴幼儿能够使用一些"自助"技能，如将一整勺食物送入嘴里等。精细动作的发展预示婴幼儿发育不断进步。

（二）婴儿精细动作的作用

俗语说，心灵手巧。手不仅是动作器官，更是智慧的来源。婴儿多动手，大脑发育得更快。精细动作中，眼部肌肉的发育有助于婴儿将眼神集中到一行字符线上，面部肌肉的发育有助于婴儿面部表情的丰富，手部肌肉的发育有助于婴儿灵活使用手进行各种活动。

（三）精细动作训练

1. 训练准备

环境准备。室内空气新鲜，氛围柔和；在安全的环境下进行；若条件允许可配以缓慢、柔和的音乐。

物品准备。玩具形态大小适合婴儿小手抓握、摆弄；可以带有悦耳的响声；质地光滑，没有坚硬、锋利的棱角，无毒，便于清洗；不宜太小，以免被吞食。

个人准备。护理人员洗净双手，摘去首饰，穿着便于活动的衣服。

活动要选择在婴儿清醒、愉悦时进行。脱去婴儿宽大的外套，衣着要便于进行游戏。检查尿布，是否需要更换。

2. 训练方法

（1）6个月以下婴儿。

活动目标：促进婴儿手部抓握和双手协调能力。

物品准备：乒乓球、触摸球、不同材质的纸巾、轻音乐。

练习方法：护理员将婴儿抱在手中，拉着婴儿的手，边念儿歌边做动作。将装有小球的筐放在婴儿面前，鼓励婴儿用手去抓，将球从一只手传递到另一只手。婴儿躺在床上，护理人员提起纸巾，放在婴儿正前方25厘米的位置，边晃动边鼓励婴儿用双手抓住纸巾。

（2）7～12个月婴儿。

活动目标：督促婴儿精细动作练习，享受撕纸的愉快。

物品准备：不同材质的纸。

练习方法：护理人员边念儿歌边做动作，同时与婴儿进行情感交流。护理人员先将不同材质的纸撕成条，然后将纸条吹到空中，激发婴儿玩纸的兴趣；提供不同材质的纸让婴儿撕、捏，在这个过程中可以配合语音"唰、唰、唰"；将婴儿撕碎的纸抓起来并配合语音"下雨啦，下雨啦"等；让婴儿将撕碎的纸放进杯子里。

活动迁移：7～12个月的婴儿喜欢扔东西，可以将不同材质的纸搓成纸团供婴儿扔，锻炼婴儿的臂力。

（3）13～18个月婴儿。

活动目标：锻炼婴幼儿手指的精细动作。

物品准备：创设的超市情景、小推车、自制糖果和饼干、开口大些的瓶子、盒子玩具电话机。

练习方法：护理员与婴幼儿玩打电话的游戏，鼓励婴幼儿听到自己的名字后应答。婴幼儿推着小推车在"超市"购物，护理员适时引导婴幼儿识别货架上的各种物品；引导婴幼儿根据护理员的指令拿出所选购的物品，初步建立起物品与名字之间的联系。在婴幼儿摆弄物品的过程中，引导婴幼儿按照护理人员的指令将物品分开放置。

引导婴幼儿拧开瓶盖，往里面塞糖果、饼干，再盖上盖子。在婴幼儿"品尝"的过程中，帮助其养成把垃圾扔进垃圾桶的习惯。

3. 注意事项

（1）活动中不要让婴幼儿离开自己的视线，不要让婴幼儿单独活动，在进行各项活动时要做好相应的防护措施。

（2）要把握好游戏的时间，在活动中关注婴幼儿的出汗情况、愉悦程度等，及时视情况调整活动时间。

（3）要善用语言来促进游戏的进展，当婴幼儿获得成功时，应该及时对婴幼儿进行鼓励、表扬。

母婴护理小贴士

　　婴幼儿不会为了动作而做动作，只有当他对周围事物产生兴趣，想要满足自己的好奇心而进行探索时，才会有动作的发生。因此，精细动作训练的核心，是为婴幼儿营造可供探索的安全有趣的环境。

三、婴幼儿听、说能力训练

婴幼儿时期是语言学习的关键时期，而语言学习的关键取决于婴幼儿所能接触的语言环境。护理人员要通过语感情境、倾听情境，激发婴幼儿说话的兴趣，培养良好的语言环境。

（一）与婴幼儿玩指认游戏

1. 婴幼儿听、说能力发展的特点与规律

婴幼儿语音的发展规律为：无意义发音到有意义发音；单音节到多音节；元音到辅音；不准确到逐渐准确；扩展到收缩。1岁以前是婴儿的语言敏感期，婴儿自第一声啼哭到咿咿呀呀做好说话的准备，经过了大量的发音练习。这个过程又可以分为3个阶段。

第一阶段：简单音节阶段（0～3个月）。

此阶段婴儿听觉较敏锐，对语音较敏感，能分辨语音和其他声音的区别；能发出一些简单的音节，主要以单音节为主。发音多为反射性发音，没有任何符号意义；以韵母为主（a、ai、ei、ou），声母很少（h、m）；能用不同的哭声表达需要，并对成人的逗弄和语言刺激做出相应动作反应，产生交际倾向。

第二阶段：连续音节阶段（4～8个月）。

此阶段婴儿经常发出连续的音节，6个月后，开始出现近似词的发音（ba-ba、ma-ma、da-da）；能辨别一些语调、语气和音色的变化，感知说话者的表情、态度，表明语言理解能力有所提高；懂得简单的词、手势和命令，能辨别家人的称呼，会指认一些日常物体；出现"小儿语"，会用语音吸引成人的注意。

第三阶段：学话萌芽阶段（9～12个月）。

婴儿9个月时开始理解成人的语言，对语言刺激能做出反应，表现在两个方面：一是能执行简单指令，并建立相应动作联系，例如，成人说"给妈妈再见"，婴儿马上会挥动小手。二是能将一定的语音和实体相联系，例如，成人说"灯"，婴儿会用手指到灯。

语言交际能力开始扩展，能通过语音、动作、表情的结合进行交

流；12个月时的婴儿能说出有意义的单词。

2. 指认游戏的作用

婴幼儿在玩指认游戏时，可以了解各种新事物，同时还能积累词汇量。通过指认游戏不仅能让婴幼儿更好地认识自己的手指，还能提高手眼协调性。促进婴幼儿大脑对手指认识的精确性，对所指事物迅速做出反应，促进大脑的发展。手指指认能帮助婴幼儿记住事物，记忆词汇。如能选择一种物品让婴幼儿指认，可以帮助婴幼儿形成对某一物品的概念。婴幼儿在指认游戏中可以进行简单的比较、分析，逐渐学会按照事物的性质进行分类。

3. 指认游戏的内容与方法

（1）身体和器官的指认。

帮助婴幼儿认识自己。身体的各部位，从头部、躯干、四肢过渡到五官、手指等。护理人员与婴幼儿面对面坐在镜子前，护理人员可以先触摸身体的某个部位，边指身体的部位，边跟婴幼儿说这是什么，让婴幼儿跟着一起做，然后再试着做出一些其他的动作，如站在原地晃动，伸展肢体。注意这个游戏是镜子游戏，要求婴儿与护理人员做出完全一致的动作。

（2）常用物品的指认。

护理人员用布盖住杯子，让婴幼儿通过触觉来感知杯子的特征（有把手，圆圆的）。待婴幼儿把杯子的特征说出时，把布去掉，让婴幼儿看看杯子，看看是否和摸到的一样。同时让婴幼儿了解杯子的用途（用来喝水、喝果汁等）。

（3）常见食品的指认。

护理人员问："宝宝，我给你买了好多东西，看是什么？"出示香蕉："看它长长的、黄黄的，吃起来又香又甜。"并告诉婴儿，刚才看到的香蕉是一种水果。其他食品类似。

（4）指认自然事物。

护理人员可以带婴幼儿到小区花园里，指看周围景物，对婴幼儿说："宝宝你看，这是一个小花园，这里有小树，小树高高的；这里有鲜花，鲜花红红的；这里有小草，小草绿绿的；这里还有蜜蜂和蝴蝶，蜜蜂和蝴蝶飞来飞去；小花园是小树、鲜花、小草和蜜蜂、蝴蝶的家。他们在一起多幸福啊！"并帮助婴幼儿用手摸摸小树的树干和树叶，用鼻子闻闻鲜花的味道等。还可以带婴幼儿看池塘里的小鱼，观察地上的蚂蚁等。

（5）指认家庭成员。

爸爸妈妈、爷爷奶奶都是日常生活中随时能够接触到的人，在日常生活中跟婴幼儿接触的时候，可以对着婴幼儿说"这是奶奶，这是爷爷，这是爸爸，这是妈妈，这是阿姨"。

4. 婴幼儿指认能力训练

（1）操作准备。

环境准备。活动场地可以是室内比较硬的床或地板，也可以是室外草地。如在室内，温度保持在25℃左右，空气流通，光线柔和。如在室外，应选择无风的天气，在温度适宜及阳光不强烈的地方进行。

物品准备。按照实际活动内容和要求，准备相应的物品。物品的数量适宜。

婴幼儿穿着舒适的衣服，精神愉悦，注意力要集中。

（2）训练方法。

①集中婴幼儿注意力。可以抱着或牵着婴幼儿，用指认物品的方法引起婴幼儿的兴趣。

②向婴幼儿介绍指认物的名称。

③在室内、户外场景中，告知婴幼儿对人、生活用品、食品及自然现象进行指认或命名。

【游戏】指认房子、树木、花草、小动物

适宜年龄：1岁

游戏玩法：①把婴儿带到室外。②问一问婴儿："看到了什么？"可以根据婴儿语言发展的实际情况，采用适宜的方法和婴儿一起说出看到的事物。③护理人员问："小花在哪里？""大树在哪里？""蜗牛在哪里？"婴儿根据语言提示指认相应的事物。

（3）注意事项。

①在日常生活中，护理人员应主动向婴幼儿介绍情况，以丰富婴幼儿的语言。例如，进餐时说说今天吃了什么；带婴幼儿散步时，可以说说大街上的事物，如"前面开来了一辆车，滴滴答答在唱歌"。

②丰富婴幼儿的生活。要创造环境，利用环境，增加婴幼儿接触周围自然界和社会生活的机会，应引导婴幼儿多看、多听、多说、多想。

③充分利用各种方式与婴幼儿说话。对婴幼儿在日常生活中获得的语言素材进行重复、整理，以达到对语言的理解和有意识的记忆。

④循序渐进。指认的时间和次数不要太长、太多，关注婴幼儿的兴趣度，逐渐增加时间和次数。

（二）为婴幼儿念儿歌和童谣

1. 儿歌、童谣的定义

儿歌是以低幼儿童为主要接受对象的具有民歌风味的简短诗歌，是儿童文学最基本的体裁形式之一。内容多反映儿童的生活情趣，传播生活、自然、社会知识等。

童谣是指在儿童中流行的歌谣，主要由一代代人口耳相传。好的歌谣，不仅是婴幼儿学习口头语言的工具，还能给婴幼儿带来一种乐趣和享受，帮助婴幼儿在快乐中成长，并且可以成为长辈们启迪教育下一代很好的内容。

2. 儿歌、童谣的作用

儿歌优美的旋律、和谐的节奏、真挚的情感可以给婴幼儿以美的享受和情感熏陶。儿歌可以形象有趣地帮助婴幼儿认识自然界，认识社会生活，启迪引发婴幼儿思维和想象能力。儿歌语言浅显明快、通俗易懂，反复吟诵儿歌，能帮助婴幼儿矫正发音、正确把握概念、初步认识事物，并能培养对语言的表达能力。

活泼明快的童谣，语言生动，读起来朗朗上口，婴幼儿比较容易掌握。童谣中包含的知识具有广泛性、多样性和典型性，所以，在童谣中获取知识是婴幼儿易于接受的好方法。好的童谣能让婴幼儿认识真善美，提高道德认知。例如童谣《好孩子》："好孩子，有礼貌。见面时问声'好'，告别时讲'再见'。向人道歉时说'对不起'，别人道谢时说声'不客气'。"

3. 选择儿歌、童谣的原则

（1）易懂、有趣、易记。

经典儿歌、童谣都是经过一代代的传唱沉淀下来的，节律和内容比较适合婴幼儿的心理特点，易记易唱，如《小兔子乖乖》等经典童谣深受婴幼儿欢迎，便是这个道理。

（2）适合性情和偏好。

婴幼儿在性情上有个体差异。对于那些性格相对内向的婴幼儿，多听节奏欢快的儿歌、童谣，如《来了一群小鸭子》等，以激发婴幼儿的参与性。对于那些性格外向的婴幼儿，节奏舒缓的儿歌、童谣更有调节作用，如《小羊咩咩叫妈妈》等。

（3）贴近婴幼儿的生活。

由于婴幼儿的思维相对比较具体，那些接近生活经验的儿歌、童谣将更容易被婴幼儿接受。应该优先考虑与婴幼儿生活经验匹配度高的儿歌、童谣。

（4）便于亲子互动。

教婴幼儿说唱儿歌、童谣的过程，往往是个亲子互动的过程，因此应首先考虑选择亲子互动的儿歌、童谣。

4. 念儿歌的基本方法

（1）适合婴幼儿特点，有情趣、音乐性强、朗朗上口、篇幅短小的儿歌，应该经常念给婴幼儿听。

（2）要面对着婴幼儿念儿歌，面带表情，边念边加一些动作，增加吸引力，速度稍慢，发音准确，口形夸大一些，给婴幼儿以准确的声音刺激。

（3）坚持每天给婴幼儿念儿歌，几首儿歌可以交替念给婴幼儿听，其间每首儿歌还要反复地念几遍。

5. 念儿歌、童谣训练

儿歌《小动物走路》如下：

小动物走路

乌龟走路，慢吞吞；小猫走路，静悄悄；

袋鼠走路，蹦啊蹦；小兔走路，跳啊跳；

小鸭走路，摆呀摆；小马走路，最爱跑。

适宜年龄：1岁以上

（1）训练准备。

环境准备。场地应宽敞（便于婴幼儿模仿各种动物的动作）。用物准备。乌龟、小猫、小兔、小鸭等小动物头饰或图片。

个人准备。护理人员可将动物的头饰戴在头上，吸引婴幼儿注意力。游戏前婴幼儿应减少衣服穿着，以便婴幼儿模仿各种动作。

（2）训练方法。

①出示小猫、乌龟等动物图片，一边让婴幼儿边看，一边给婴幼儿介绍各种小动物的显著特征。

②根据儿歌的顺序，表演各种小动物走路的样子，可以让婴幼儿学一学。学习儿歌的同时，重点教婴幼儿说一说各种动物走路的特征，如静悄悄、慢吞吞等。进一步加深婴幼儿对各种小动物走路动作的了解。

（3）注意事项。

①准备的图片颜色要鲜艳，这样既能吸引婴幼儿，又能培养婴幼儿对颜色的印象。

②当婴幼儿说不清楚某种小动物走路的特征时，护理人员可用身体动作加以提示。

（三）为婴幼儿讲故事

1. 故事活动的意义

（1）帮助婴幼儿学习新词汇、新句子，了解新事物。

从婴幼儿身心发展特点看，婴幼儿正处于语言发展的关键期，语言表达的需求十分强烈。充分利用婴幼儿说话的积极性和主动性，用讲故事的方法就能帮助婴幼儿学习新词汇、新句子，更好地促进婴幼儿语言的发展。

此外，故事活动还有助于婴幼儿了解新事物。在故事活动中，婴幼儿借助词汇可以认识事物的名称、形态、习性、特征，把感知的事物及其属性特征表示出来。

（2）培养婴幼儿善于倾听的能力。

倾听是婴幼儿感知和理解语言的行为表现。婴幼儿倾听能力的标准包括：倾听别人说话时，能注意力听讲，看着对方的眼睛，别人在说话时，婴幼儿懂得保持安静；能听懂并执行别人对自己提出的指令、要求。

（3）增进婴幼儿与成人的感情。

在故事活动中，成人与婴幼儿之间的交流能带给婴幼儿极大的愉悦，满足婴幼儿爱的需要，增进与成人的亲近感。

（4）有助于婴幼儿建立人际关系。

当婴幼儿还不能理解成人语言或者无法进行表达时，婴幼儿与外界的交流十分有限。有目的、有计划地为婴幼儿讲故事，能提高婴幼儿的语言理解能力和表达能力。即使在不会说话时，也能逐步理解成人语言。1岁以后，婴幼儿开始说话，能将在故事活动中学到的词汇和句子用于实际生活中，表达自己的想法和愿望，从而与人进行更好的交流。

婴幼儿语言表达能力的发展也能促进与同伴的交往，在交往中很容易获得成功的体验，与同伴交往和参加集体活动，可以有效提高婴幼儿学习语言和运用语言的积极性。

2. 故事活动的特点与要求

（1）婴幼儿喜欢反复听一个故事、读一本书，还喜欢听自己的"故事连载"。成人每天都可以编出与婴幼儿有关的故事，如果把白天刚刚发生的事情讲给婴幼儿听，无论是好笑的，还是不好笑的，婴幼儿都会表现出极大的兴趣。

（2）听故事是语言发育的重要部分。婴幼儿从刚出生起，就在感受着母语的语言环境，成人的视觉交流、柔和的语言交流都有利于婴幼儿语言发育和发展。所以给婴幼儿讲故事应该越早越好。

6个月以内的婴幼儿喜欢分辨黑白色彩，主要让看一些黑白图卡或简单色彩的图卡。

6～12个月时，婴幼儿的认知能力增强，抓握能力越来越强，触觉感受越来越灵敏，主要讲一些小动物的简单故事，图片要求简洁、生动、主题明了。

1岁以后，婴幼儿开始进行最初的社会交往活动，所以要给婴幼儿讲一些社会规范或生活自理的故事。

随着年龄的增长和婴幼儿的喜好，还可以给婴幼儿讲一些思维逻辑性较强的故事。

（3）选、讲故事的基本要求。

只有符合婴幼儿年龄特点、适合其理解程度的故事，婴幼儿才会感兴趣。婴幼儿理解能力有限，喜欢以动物为主人公的童话，内容应贴近婴幼儿生活，可选择一些讲述生活常识、规范婴幼儿行为的故事，篇幅短小，情节简单，词汇尽量口语化。随着婴幼儿理解和思维能力的提高，故事内容可渐趋多元化。

针对婴幼儿的个性选择故事。如果发现婴幼儿个性方面不足，可针对性地选择一些适当的故事，引导婴幼儿个性向良好的方向发展。例如，对胆小懦弱的婴幼儿，要多讲些英雄人物的故事。

抓住教育时机选择故事。婴幼儿犯了错误，直接批评会造成心理压力，或产生逆反心理。如果借助具有教育功能的故事，就能避免负面影响，让婴幼儿在轻松的氛围中接受教育。

3.故事活动训练

（1）活动准备。

环境整洁、安静，备齐活动中所用物品。

（2）故事活动的组织方法。

①提问法。提问法是故事活动中应用最多的一种方法，主要在以下几种情形中运用：第一，故事活动开始时，以提问引出作品，为讲述故事内容做铺垫。第二，帮助婴幼儿理解作品时，采用提问的方法，帮助婴幼儿层层深入理解故事的主要内容。在这个过程中，成人的提问应能引起婴幼儿对作品内容的回忆，帮助婴幼儿领悟故事的主题。第三，引导婴幼儿复述故事时，为保证婴幼儿将故事的主要情节讲述出来。

②游戏法。采用游戏法进行故事活动，具体、直观、形象，完全是从婴幼儿的兴趣出发。因此，它更能吸引婴幼儿注意，更能调动婴幼儿学习的积极性。在活动中，婴幼儿戴上头饰，拿上道具，经成人引导，情绪高涨，马上进入角色，学习故事中的对话，模仿角色的活动。

（3）注意事项。

①讲故事时普通话一定要准确，吐字清楚，速度适中，语调要抑扬顿挫，有一定的节奏。

②努力做到绘声绘色，对故事中人物的动作、思想感情，要通过手势、声调和面部表情表达出来；讲述人物对话时，要根据故事中人物特有的年龄、身份、性格来变换语气。

③观察婴幼儿听故事时的反应，发现注意力不集中，要分析原因。如果因为讲述时间过长，应立即结束，一时无法结束，可用疑问句暂停，激发婴幼儿下次再听的兴趣。如果有其他原因分散了婴幼儿的注意力，可以用音调的高低变化，或稍加停顿，给婴幼儿一个听觉上的刺激，从而引起新的注意。

4. 故事游戏

【故事游戏】蜡笔宝宝。适宜年龄：6～12个月。

故事：

我是一支蜡笔宝宝，特别爱画画。画出一个大苹果，闻一闻，"哟！苹果！苹果！真香啊！"

我是一支蜡笔宝宝，特别爱画画。画出一只小小鸟，听一听，"咦！小鸟！小鸟！在唱歌！"

我是一支蜡笔宝宝，特别爱画画。画出一个小宝宝，看一看，"啊！宝宝！宝宝！就是你！"

（1）训练准备。

环境准备。可以准备一张椅子和桌子，护理人员坐在椅子上抱着婴儿，婴儿面对桌子，靠在护理人员胸前，物品放在桌上。用物准备。一支蜡笔、几张白纸，材料保持干净、整洁。

个人准备。护理人员洗净双手，剪短指甲，摘去手上、身上不利于活动的饰品，并且会画苹果、小鸟和小宝宝。

婴儿精神较佳。

（2）训练方法。

出示蜡笔和纸，向婴儿介绍材料："看，宝宝，这是什么呀？一支蜡笔。蜡笔有什么用啊？可以画画！今天我们就来听一个好听的故事，故事的名字叫《蜡笔宝宝》。"边讲故事，边将故事中的物品画下来。当说到语气词的时候，表情要夸张。完整讲完故事后，可以请婴儿指认。如问："苹果在哪里啊？"让婴儿尝试用手指指认。再次讲故事，边讲边做动作，让婴儿试着模仿。

四、婴儿感知能力训练

（一）听觉能力训练游戏

1.听音乐

无论是母乳喂养还是配方奶粉喂养，在喂婴儿时，可以播放旋律优美、舒缓的乐曲，注意音量要合适，一般新生儿出生几天后即可进行。

提示：一段乐曲一天可反复播放几次，几周后再换另一段曲子。

不要在婴儿睡觉时播放音乐，不要在熟睡的婴儿耳边播放音乐。

2.对婴儿说话

在婴儿清醒时，可用亲切、缓和的语调对婴儿说话，比如："宝宝，我是阿姨，阿姨喜欢你。"也可以给婴儿哼唱旋律优美的歌曲。一般婴儿出生20天左右即可进行。

（二）视觉能力训练游戏

为婴儿准备一些不同的图画，如黑白对比的条形图、方格图、人脸图等，在婴儿清醒时，将图画举在婴儿眼前30厘米处，并向两侧摆动，观察婴儿的眼球是否跟着画面转动。

提示：每幅图片可连续看几次，也可持续几天看，但每次训练时间不宜太长。5分钟左右即可。

视觉训练最好的方式是看父母或亲人的脸。

（三）触觉能力培养游戏

握手指。护理人员伸出手指，放在婴儿的手心，让婴儿抓握，等婴儿会抓以后，再将手指放在婴儿的手掌边缘让婴儿抓握。

有些婴儿抓握能力较弱，可能在6个月左右以后还不太习惯抓握东西。持续训练，陪婴儿游戏，可以有效提升婴儿的小手动作能力。

提示：护理人员的指甲要及时修剪，以防刮伤婴儿。

（四）动作能力训练游戏

1. 看气球

在婴儿的小床上方、距婴儿眼睛60厘米处挂一个彩色气球，护理人员可一边轻轻触动气球，一边轻轻说："宝宝看，打气球！"此游戏可训练婴儿用眼睛去追逐视力范围内移动的物体。

提示：气球不能长时间悬挂在同一地方，以防婴儿斜视。

要选择合适的彩色气球，训练时注意安全，以免汽球爆裂伤到婴儿。

2. 转头

护理人员手拿拨浪鼓，距婴儿30厘米左右，边摇边从婴儿一侧移向另一侧，让婴儿的头随拨浪鼓做180度转动。

提示：晃动拨浪鼓时，控制音量，不要太大。

母婴护理小贴士

0～1岁是大脑发育的快速时期，此时进行感知训练，着重在于让婴儿的五大感觉器官得到足够的刺激，以促进大脑的良好发育。训练时注意三点：一是循序渐进；二是刺激适当；三是丰富多样。

家博士答疑

如何做到宝宝饮食营养均衡：

第一，添加的辅食不要换得太频繁，一般三天再换花样。因为宝宝接受某种食物都要有个过程：试吃——适应——喜欢——接受。

第二，添加辅食时一次种类不宜过多。宝宝的消化能力有限，食物吃多了、吃杂了不易消化。一次不要超过五种。

第三，不要因为宝宝对某种食物过敏就不再添加。遇到这种情况可以过2个月后，再一点一点少量添加，让宝宝慢慢适应。

练习与提高

1. 婴儿哺乳的正确姿势。
2. 哺食添加的原则及制作。
3. 婴儿日常生活护理。
4. 如何进行婴儿健康状况观察？
5. 婴儿常见疾病的护理。
6. 婴儿运动能力、听说能力、感知能力训练。

第六章 母婴护理服务双方权利义务及纠纷处理方法

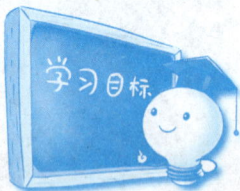

（1）掌握母婴护理服务双方的权利义务。
（2）了解反映诉求的渠道。
（3）掌握处理纠纷的方法。

在法律关系中，权利和义务相互依存。义务的存在是权利存在的前提，权利人要享受权利必须履行义务；任何一项权利都必然伴随着一个或几个保证其实现的义务；法律关系中的同一人既是权利主体又是义务主体，权利人在一定条件下要承担义务，义务人在一定条件下要享受权利。

第一节　母婴护理服务双方的权利义务

母婴护理服务双方，自签订服务合同起，就形成了事实上的法律关系。这时权利义务的确定是建立在平等、自愿、公平的基础上，合同确定的双方权利义务受法律保护，任何一方超出了权利的限度，就可能构成"违约"，属于违法行为。而对规定的义务不履行，或做出超出其义务范围的行为，同样也是法律所禁止的。

一、客户的权利与义务

（一）权利

明确服务的时间、地点、内容，提出母婴护理员星级要求。

有权监督母婴护理员履行合同，要求母婴护理员完成服务项目。对母婴护理员的服务情况可以通过电话或书面意见反馈给家政服务公司。

若不满意母婴护理员的工作，可通知家政服务公司及母婴护理员本人，待家政服务公司处理后与母婴护理员解除合同。

对母婴护理员提出的合同外的其他要求，可与家政服务公司协商解决。

（二）义务

如实向家政服务公司、母婴护理员提供有关信息（身份证、住址、被服务人员是否患有传染病、精神疾病等其他重大疾病）并在用户信息登记表中详细注明。

依据合同缴纳母婴护理员报酬及家政公司服务费。

若增加服务项目应增加相应的报酬。延长工作时间应支付加班费（按平均工资／小时）。对每天持续工作 8 小时的母婴护理员，中间若不提供正餐，应增加餐费补贴。如遇国家法定节假日，客户需要母婴护理员工作且母婴护理员同意，按照双倍工资支付母婴护理员报酬。

尊重母婴护理员的人格，平等待人。为母婴护理员提供安全保障，保证母婴护理员人身安全。若发生意外伤残事故，属客户责任由客户负责。不得安排全日制母婴护理员与异性成年人同室居住。

二、母婴护理员的权利与义务

（一）权利

母婴护理员若因事、因病不能继续进家服务，可提前通知客户和家政服务公司，待安排好工作后可解除合同。

若请病事假或遇节假日休息，母婴护理员应补齐工作天数后方可领取全额报酬。

如遇国家法定节假日、客户需要母婴护理员工作且母婴护理员同意，客户按照双倍工资支付母婴护理员报酬。

（二）义务

在为客户服务期间必须守时守信、忠诚本分、积极主动、履行职责。不迟到、不早退，努力完成服务项目。

实事求是地向客户、家政服务公司提供个人的详细资料（身份证、住址、文化程度、技能等级证书）。

签订服务合同时，要向家政服务公司交纳服务费。

服务中，因自身原因造成客户财产损失或意外伤害，责任自负。

母婴护理小贴士

服务员与客户签订服务合同的注意事项：第一自己要对合同内容搞清楚，对双方的权利、义务弄明白；第二要将合同内容向客户讲清楚，关于双方的权利、义务让客户进行确认；第三将服务的时间、地点、内容、报酬与客户进行确认；避免履行合同中，因对某一问题的理解不同产生矛盾。

第二节　母婴护理纠纷处理方法

在母婴护理服务过程中，由于各种原因，客户与母婴护理员双方会有矛盾产生。矛盾产生后增加交流，提高交流技巧是解决纠纷的重要基础。但现实生活中总有许多矛盾与纠纷无法通过自身的努力来解决，那就要借助社会力量来解决。

一、反映诉求的渠道

（一）家政公司

家政公司是母婴护理员的管理机构、派出机构，是母婴护理员的"娘家"。依法维护员工的合法权益，帮助员工解决遇到的困难和问题，是家政公司的义务和责任。有些家政公司建立健全了工会、妇联等群团组织，这是联系企业和员工的桥梁纽带。母婴护理员在遇到困难时，可第一时间，采用面谈、递交书面材料、上传电子邮件等方式，向自己的公司或群团组织反映诉求，请求公司给以调解解决。

（二）法律诉讼

法律诉讼是指国家审判机关即人民法院，依照法律规定，在当事人和其他诉讼参与人的参加下，依法解决争议的活动。

人民法院在受理民事案件中，一般采用两种方式对案件进行处理。一是庭前调解，由第三者（调解机构或调解人）出面对纠纷的双方当事人进行调停说和，用一定的法律规范和道德规范劝导冲突双方，促使他们在互谅互让的基础上达成解决纠纷的协议。调解协议不具有法律上的强制力，但具有合同意义上的效力。二是判决，是指法院在当事人和其他诉讼参与人的参加下，以审理、判决、执行等方式解决民事纠纷的活动。

（三）仲裁

仲裁，是指纠纷当事人在自愿基础上达成协议，将纠纷提交非司法机构的第三者审理，由第三者做出对争议各方均有约束力的裁决的一种解决纠纷的制度和方式。仲裁机构通常是民间团体的性质，其受理案件的管辖权来自双方协议，没有协议就无权受理。

二、解决纠纷的方法

（一）协商解决

双方当事人在平等自愿的基础上，通过友好协商、互谅互让达成和解协议，进而解决纠纷。母婴护理员在协商解决的过程中，态度要诚恳，坚持实事求是的原则。如果自己存在过错，要主动承认错误，向客户赔礼道歉；如果客户存在过错且认识到不对，也要给予原谅。协商过程中，讲究说话的技巧，以理服人，以诚意感动对方，避免以激烈的言辞和举动激化矛盾。

服务案例

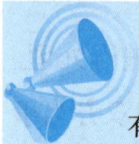

运用沟通技巧化解矛盾

有个二胎客户签了 6 个月的母婴护理服务合同，离合同到期还有 1 个月时，母婴护理员根据合同约定问客户是否续签合同，客户没有明确答复。公司管理人员电话告知客户，可提前 1 个月续签下一个合同，客户也没明确答复。于是，公司安排母婴护理员与另一家庭签定了新的服务合同。母婴护理员在该客户家服务合同到期时，该客户得知母婴护理员又签了新的合同，想想自己 1 人带 2 个孩子，没有人帮助面临的处境，大发雷霆，一口咬定母婴护理员违约，对母婴护理员进行谩骂，并要到公司大闹。

在这件事上，客户明知合同到期，没有续签合同的表示，且母婴护理员履行完合同，故母婴护理员签订新的合同不存在违约。在这件事情的处理过程中，母婴护理员始终以平静的心态、缓和的语气表达了对客户心情的理解，明确告知："您既然不想让我走，就应按照合同约定明确表态续签合同。否则，我就有权利重新签定新的合同。但是，我也有不妥的一面，就是签定新合同前，应再告知您一下"。母婴护理员动之以情、晓之以理，叙说 6 个月中，客户对自己的好和建立的友好感情，母婴护理员的真诚感动了客户，客户也承认了自己的错误。家政公司积极配合，按客户的要求，又安排了另一名母婴护理员进家服务。

家博士点评：

这个事件的处理中，母婴护理员和家政公司有理、有据、有节。面对客户的失控情绪，母婴护理员的态度和方法，体现了职业素养和沟通技巧。该案例也提醒母婴护理员和家政公司，在签订合同时，一定要提醒客户的违约事项。

（二）调解解决

调解解决是指在公司或有关组织（如人民调解委员会）或中间人的主持下，在平等、自愿、合法的基础上分清是非、明确责任，并通过摆事实、讲道理，促使双方当事人自主达成协议，从而解决纠纷。调解方在调解中关键要搞清事实，找准依据（专业、法律），有理有据说服双方，促成纠纷解决。

服务案例

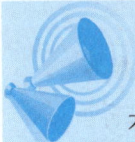

宝宝呛奶是母婴护理员操作造成的吗？

有一宝宝出生后，母婴护理员第一次喂水，就出现宝宝呛水的现象。以后每次无论喂水还是喂奶，超过 10 毫升，就会呛水或呛奶，最后导致宝宝吸入性肺炎，住院花了 5000 元。宝宝奶奶到公司投诉，要求护理人员赔偿。但公司告知老人，护理人员操作没有过错。老人不接受，并到有关部门上访。面对这种情况，公司派人带宝宝到妇幼保健院找专家进行诊断，并让专家现场观看护理人员的喂奶喂水操作，专家观看并检查后明确表示，呛奶是因为宝宝先天性吞咽功能发育迟缓，与喂养没有任何关系，随着月龄的增加，就会好起来。面对专家的诊断，奶奶终于接受，问题就此解决。

家博士点评：

该案中，妇幼保健院医学专家的意见为化解矛盾纠纷发挥了权威作用。因此，在处理一些复杂涉及专业知识或技术领域的问题时，要请专业机构或权威部门进行鉴定。

服务案例

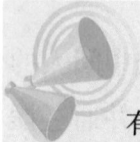

谁应承担法律责任？

有一产妇，其家人为其请了母婴护理员进家 24 小时服务。护理人员进家后，发现产妇服用治疗抑郁症的药，日常交流中，产妇也多次向护理人员流露出厌世的念头。某天，产妇趁护理人员外出买菜时，在家自缢身亡。公安机关调查，其家人在签定合同时隐瞒了产妇患有抑郁症的情况，且护理人员对产妇并无虐待和语言暴力等行为。最后得出结论：产妇系自杀，排除他杀。

家博士点评：

家政公司和护理人员在与客户签定服务合同时，一定要告知客户不可隐瞒被服务对象真实的身体健康情况，如精神病、抑郁症等。家政公司和护理人员在被护理人员发生意外情况后，应及时向公安机关报案，由公安机关做出调查结论，为以后诉讼中自己的举证提供法律依据。

练习与提高

1. 母婴护理员的权利义务有哪些？

2. 在纠纷协商解决过程中应掌握哪些技巧？

3. 什么是法律诉讼？

4. 解决纠纷有哪些方法？